"十四五"时期国家重点出版物出版专项规划项目

血液病诊治科普丛书

医话 白血病

YIHUA BAIXUEBING

丛书总主编 张　曦　黄晓军　吴德沛　胡　豫

主　　编 张　诚　陈苏宁　魏　辉

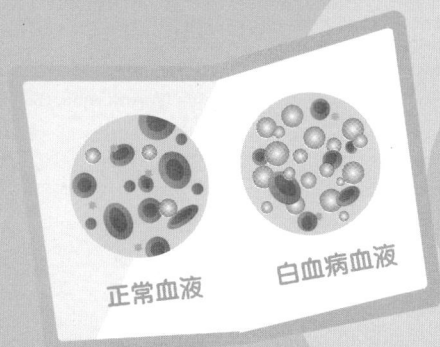

正常血液　　白血病血液

重庆大学出版社

图书在版编目(CIP)数据

医话白血病 / 张诚, 陈苏宁, 魏辉主编 . -- 重庆：
重庆大学出版社, 2025. 5. -- (血液病诊治科普丛书).
ISBN 978-7-5689-4932-3

Ⅰ. R733.7-49

中国国家版本馆 CIP 数据核字第 2025HL9476 号

医话白血病
YIHUA BAIXUEBING

主　编　张　诚　陈苏宁　魏　辉
副主编　梅　恒　周红升　主鸿鹄　谭　栩
策划编辑：胡　斌　张羽欣
责任编辑：张　祎　　版式设计：胡　斌
责任校对：王　倩　　责任印制：张　策

＊

重庆大学出版社出版发行
出版人：陈晓阳
社址：重庆市沙坪坝区大学城西路 21 号
邮编：401331
电话：(023)88617190　88617185(中小学)
传真：(023)88617186　88617166
网址：http://www.cqup.com.cn
邮箱：fxk@cqup.com.cn(营销中心)
全国新华书店经销
重庆长虹印务有限公司印刷

＊

开本：890mm × 1240mm　1/32　印张：6.5　字数：140 千
2025 年 5 月第 1 版　　2025 年 5 月第 1 次印刷
ISBN 978-7-5689-4932-3　定价：45.00 元

主任医师，教授，博士生导师。陆军军医大学第二附属医院血液病医学中心主任。军队学科拔尖人才，陆军科技英才，国家科学技术进步奖二等奖、中华医学科技奖一等奖获得者。擅长血液肿瘤的造血干细胞移植与细胞免疫治疗。主编/副主编《医话血液》《HLA不全相合造血干细胞移植》等5部专著。中华医学会血液学分会第十二届委员会副主任委员，中国抗癌协会血液肿瘤专业委员会副主任委员，中国医院协会血液学机构分会副主任委员，中国造血干细胞捐献者资料库第九届专家委员会副主任委员，中国医师协会血液科医师分会常务委员，中国血液病专科联盟副理事长，中国病理生理学会实验血液学专业委员会常务委员，*Blood & Genomics* 杂志主编。

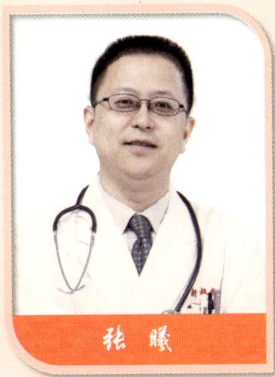

张曦

主任医师，教授，博士生导师。北京大学血液病研究所所长，国家血液系统疾病临床医学研究中心主任。北京大学博雅讲席教授，中国工程院院士，中国医学科学院学术咨询委员会学部委员，法国国家医学科学院外籍院士。世界华人医师协会第四届理事会副会长，中华医学会血液学分会第九届委员会主任委员，中国医师协会血液科医师分会会长，中国中西医结合学会第九届血液学专业委员会主任委员。

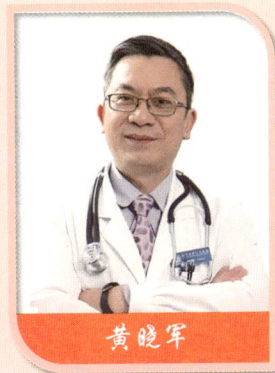

黄晓军

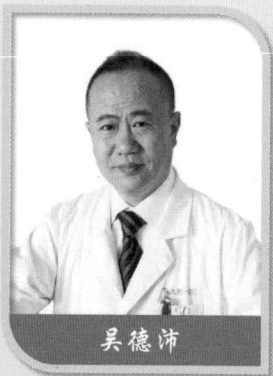

主任医师，教授，博士生导师。苏州大学附属第一医院血液科主任，国家血液系统疾病临床医学研究中心常务副主任。长期从事血液系统疾病的临床工作，致力于恶性血液肿瘤的精准诊疗。中国人民政治协商会议全国委员会委员，中华医学会血液学分会第十一届委员会主任委员。

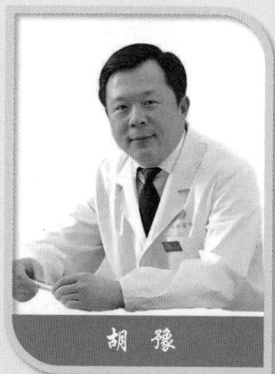

吴德沛

主任医师，教授，博士生导师。华中科技大学血液病学研究所所长，生物靶向治疗教育部重点实验室主任。国家重点学科带头人，卫生部有突出贡献中青年专家，国家杰出青年科学基金、国家科学技术进步奖二等奖、全国创新争先奖、全国教书育人楷模、何梁何利基金奖等获得者。中华医学会血液学分会第十二届委员会主任委员、血栓与止血学组组长，中华医学会内科学分会常务委员，中国医师协会血液科医师分会副会长，国际血栓与止血学会教育委员会委员，亚太血栓与止血学会常务委员，*Journal of Thrombosis and Haemostasis* 副主编，*Thrombosis Research* 副主编，《临床急诊杂志》主编，《中华血液学杂志》副主编，《中国医院管理》副主编。

胡豫

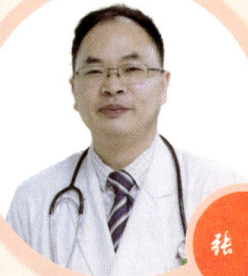

张诚

主任医师，教授。陆军军医大学第二附属医院血液病医学中心副主任、白血病科主任。重庆市学术技术带头人，重庆英才—创新领军人才，全国抗击新冠疫情先进个人，重庆金口碑医生。主要从事白血病与细胞免疫治疗的基础与临床研究。主持军队重大课题分课题、国家自然科学基金面上项目等 10 余项课题，以第一或通讯作者在 *Blood*、*leukemia*、*JHO* 等发表 SCI 论文 50 余篇，获国家科学技术进步奖二等奖 1 项、中华医学科技奖一等奖 1 项、重庆市科技进步奖一等奖 3 项。担任副主编的《医话血液》获全国优秀科普作品。

苏州大学附属第一医院主任医师、教授。国家血液系统疾病临床医学研究中心副主任，江苏省血研所副所长，科技部科技创新中青年领军人才，国家百千万人才工程国家级有突出贡献中青年专家，国务院政府特殊津贴获得者。2003 年获苏州大学博士学位，学位论文荣获 2005 年全国优博学位论文提名。2007 年获得德国洪堡基金会资助，作为洪堡学者于德国 DSMZ 从事白血病研究。在白血病、骨髓增殖性肿瘤、骨髓增生异常综合征等的精确诊断和治疗方面有深厚造诣。

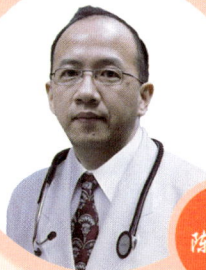

陈苏宁

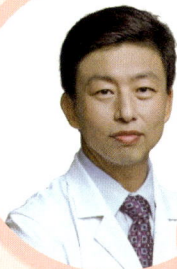

魏辉

博士，主任医师，博士研究生导师。中国医学科学院血液病医院白血病诊疗中心主任，国家血液系统疾病临床医学研究中心副主任。2000 年毕业于中国医科大学（七年制），获学士及硕士学位，2006 年毕业于中国协和医科大学，获内科学博士学位，2010 年至 2013 年在美国国立卫生研究院从事博士后研究工作。担任中国抗癌协会血液肿瘤专业委员会副主任委员，中华医学会血液学分会白血病淋巴瘤学组副组长。主要研究方向为急性白血病的精准诊断与靶向免疫治疗，撰写了《中国成人急性髓系白血病诊疗指南》。

丛书序一

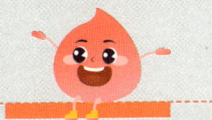

近年来，我国的血液病发生率和确诊人数正在逐步上升，2024年全国癌症报告统计数据显示：截至2022年，中国血液病患者人数为400万~500万。随着中国老龄化社会的到来，患者人数仍可能进一步增加，血液肿瘤（如淋巴瘤、白血病、多发性骨髓瘤等）已成为威胁人民生命安全与身体健康的重大疾病。

党的十八大以来，以习近平同志为核心的党中央把维护人民健康摆在更加突出的位置，将健康中国的建设上升为国家战略，确立了新时代卫生与健康工作方针，努力全方位、全周期地保障人民健康。习近平总书记指出，现代化最重要的指标还是人民健康，这是人民幸福生活的基础。

血液病种类繁多，病情复杂，包括但不限于白血病、淋巴瘤、骨髓瘤、再生障碍性贫血、地中海贫血、弥散性血管内凝血、血小板减少症、骨髓增生异常综合征等。民众普遍缺乏对血液病的认知，导致了两方面的问题：一方面，患者往往缺少血液病筛查的意识，从而错失了早期诊断治疗的最好时机；另一方面，在后期治疗中，患者又可能因依从性不够而影响治疗的规范化。因此，对于如何提升民众对血液病的科学认识，科普就显得格外重要。此外，中华人民共和国成立后，在历代中国血液人传承、创新的不懈努力下，我国血液病诊治水平得到大幅提升，例如急性早幼粒细胞白血病诱导分化治疗、"北京方案"单倍体造血干细胞移植等创新技术已赢得国际认可，并跻身世界一流临床方案的梯队，这些成绩和进展也应该通过科普传播让国人知晓。

习近平总书记强调，科技创新、科学普及是实现创新发展的两翼。近年来，我国血液病医务工作者编写了多种科普书籍，从独特的科学视角和丰富的临床层面对常见血液病防治进行了讲解。然而截至目前，我国尚缺乏一套具有整体规划和系统阐述血液病诊治防的科普丛书。基于此，陆军军医大学第二附属医院（新桥医院）、北京大学人民医院、华中科技大学同济医学院附属协和医院和苏州大学附属第一医院在"十四五"时期国家重点出版物出版专项规划项目的支持下共同组编了这套"血液病诊治科普丛书"。

该套丛书共分为六册，从血液系统的基本构成解析了血液病的发生发展机制，分类阐述了各种血液病。采用基础讲解、一问一答、案例示范等多种形式，力图通过通俗易懂的语言和生动形象的插图，站在大众角度将临床诊治中遇到的常见问题娓娓道来，力求将专业的血液病医学知识转化为通俗易懂、能被普通人接受的常识，科学且实用地介绍了血液病诊、治、防相关的"三级预防"相关知识。希望这套丛书能给广大患者提供从血液病的认识、预防、早期筛查到规范诊疗、康复管理的全方位指导和服务。

陆军军医大学第二附属医院血液病医学中心张曦团队长期致力于血液病科普防治工作的宣传和普及，其团队主编的《医话血液》（2022年全国优秀科普作品）为该套丛书的编写打下了坚实基础。

个人的健康是立身之本，人民的健康是强国之基。相信该套丛书的出版将增强全民血液病防治意识，提高我国患者及其家属关于血液病的总体认识，降低血液病的发病率，促进患者执行规范化治疗，节约社会卫生资源，提升我国人民的整体健康水平，推动实现健康中国的战略目标。

期待丛书早日出版，期望血液病患者早日恢复健康！

黄晓军

中国工程院院士
中国医师协会血液科医师分会会长
北京大学血液病研究所所长
国家血液系统疾病临床医学研究中心主任

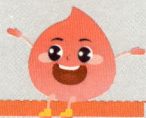

生命是如此美丽，也是如此脆弱。

有一种血液病如同暗夜幽灵，可以悄无声息地威胁人们的身体健康，它来势凶猛，短期即可威胁生命，它就是恶性血液病——那个让人闻之色变的"杀手"血癌。在我国，每分钟就有2人被确诊为恶性血液病，这不仅是一个数字，更意味着一个个可能消逝的鲜活生命，其背后也是一个个家庭的破碎。每当提及"血癌"这个字眼，空气中似乎都弥漫着压抑与不安，然而你可知道，面对这样的"敌人"，在现代医学高度发展的今天，我们并非束手无策，最大限度地避免和减轻血液病的危害，已成为每位医务工作者应尽的责任。

对于血液病，世界卫生组织早已为我们点亮了一盏明灯，提出了"三个三分之一"的宝贵观念：有三分之一的血液病是可以通过我们的努力预防的；有三分之一的血液病，如果能在早期被发现，那么治愈的希望就会大大增加；剩下的三分之一，即便无法完全治愈，也可以通过科学的治疗手段为患者减轻痛苦、延长生命。这三个三分之一，就像三道坚固的防线，守护着人们的健康。然而，对于血液病的发生情况和诊治现状大多数人并不了解，一旦有人得病，患者和家属均表现出失措和茫然，甚至做出错误的医疗选择。

习近平总书记强调，科技创新、科学普及是实现创新发展的两翼。加快推进健康中国建设，提倡科普先行是非常重要的环节。结合国内尚缺乏全面系统的血液病科普著作的现状，在"十四五"时期国家重点出版物出版专项规划项目的支持下，陆军军医大学第二附属医院血液病医学中心、北京大学人民医院、华中科技大学同济医学院附属协和医院血液病学研究所、苏州大学附属第一医院共同组编了本套血液病诊治科普丛书。丛书中的每一册针对具体疾病种类，如同一把钥匙，帮助大家打开了了解血液病的大门。从"血液病是什么"这个最基本的问题开始，到"如何预防血液病""如何早期诊断"这些实用的科普知识；从基本的血液组成，到具体的"血液病的治疗、移植、护理、康复"等专业领域的深入浅出的解读，我们力求用通俗易懂的语言，将科学实用的知识传递给每一位读者。

我们深知，面对血液病这样的重大挑战，仅仅依靠专业的医学知识是不够的。因此，我们在书中穿插了丰富的插图和生动的案例，让读者在轻松的阅读中掌握有关血液病诊、治、防的基本科学知识。我们希望本套丛书能够成为广大读者的贴心朋友，帮助他们了解血液病防治的正确方法以及治疗后康复的正确措施，避免对血液病产生消极、盲目甚至是错误的看法和行为。

值得一提的是,本套丛书的作者团队均由国内血液病学领域权威知名专家组成。我们长期奋战在血液病治疗的临床一线,对患者所想所需有着深刻的了解和洞察。我们用贴心的笔触、真实的案例,将自己的经验和智慧凝聚在本套丛书中,希望能够帮助更多的人提高对血液病防治的认识。

让我们一起携手,通过科学预防、早期诊断、规范治疗、积极康复,以及保持良好心态来应对血液病,共同维护血液生态和生命健康。

主任医师,教授,博士生导师
教育部"长江学者"特聘教授
陆军军医大学第二附属医院血液病医学中心主任
全军血液病中心/临床重点专科主任

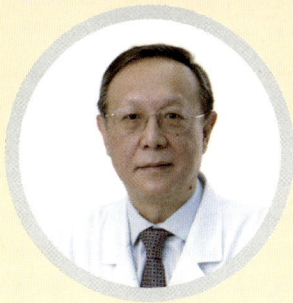

　　健康，是生命的源泉；健康，是这个世界上最宝贵的财富。然而，当疾病悄然而至，尤其是面对像白血病这样复杂且令人畏惧的疾病时，我们往往感到无助与迷茫。为了帮助您更好地了解这一疾病，掌握科学的疾病知识，我满怀诚意地向您推荐这本优秀的白血病科普图书——《医话白血病》。

　　《医话白血病》由国内血液学专家合作精心撰写，旨在通过深入浅出的方式，将白血病的奥秘一一揭示，让读者在轻松的阅读中获得宝贵的知识与力量。这本书不仅是一本医学知识的宝库，更是帮助人们认识、理解并勇敢面对白血病的重要指南。

　　书中不仅详细介绍了白血病的定义、分类、病因，还通过形象的比喻，将复杂的医学知识转化为易于理解的语言，使读者能够轻松掌握。同时，该书还全面阐述了白血病的诊断方法、治疗原则及最新研究进展，包括化疗、免疫疗法、靶向治疗及造血干细胞移植等前沿疗法，让读者对白血病的治疗有了更加清晰和全面的认识。

　　尤为值得一提的是，《医话白血病》还特别关注了患者及家属的心理健康与生活护理，专业的建议为患者提供了全方位的关怀与指导。它让我们意识到，在治疗白血病的过程中，除了医学手段的支持、患者及家属的心理健康，医院外的护理同样重要。

更令人感动的是，该书通过分享康复患者的真实故事，传递了无尽的正能量与希望。这些故事不仅让我们看到了医学科技的力量，更让我们感受到了人类面对疾病时的坚韧与勇气。它们将激励每一位读者，无论面对何种挑战，都能保持信心与希望，勇敢地走向健康与幸福的人生旅途。

《医话白血病》是一本不可多得的白血病科普图书。在此，我衷心地向您推荐这本图书。我相信，通过阅读这本书，您将能够更加深入地了解白血病，掌握科学的防治知识，同时也将收获一份来自医学与人文的双重关怀。

王建祥

主任医师，教授，博士生导师
中国医学科学院北京协和医学院血液病医院
血液学研究所副所院长
中华医学会血液学分会第十届主任委员
中国医师协会内科医师分会副会长

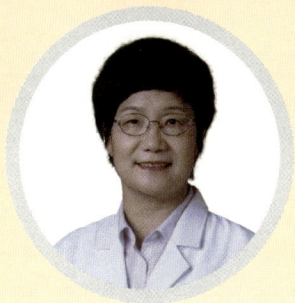

　　在这个充满希望与挑战的时代，医学科学的每一次飞跃都是对人类生命尊严的深刻致敬。白血病，这个曾经让无数家庭笼罩在阴霾之下的疾病，随着医学研究的不断深入与治疗技术的日新月异，其神秘面纱正逐渐被揭开，为患者带来了前所未有的治疗希望与生存曙光。但在信息爆炸的今天，面对复杂多变的疾病信息，公众往往感到迷茫与无助。白血病临床表现的多样性以及治疗方案的个体化，更是让许多患者及家属在求医问药的路上步履维艰。这本《医话白血病》，为广大读者搭建一座桥梁，连接医学知识的殿堂与日常生活的点滴，让更多人了解白血病、正视白血病。

　　《医话白血病》是一本集权威性、全面性、实用性与可读性于一体的白血病科普佳作！

　　1.权威性：该书内容基于国内外最新的医学研究成果与临床实践，由经验丰富的血液病专家团队精心编写，确保信息的准确性与权威性。

　　2.全面性：该书从白血病的分类、病因、症状，到诊断方法、治疗方案、康复护理及心理调适，全方位覆盖，力求为读者提供一站式的科普服务。

3.实用性：该书注重实用性与可操作性，不仅介绍理论知识，还提供了日常生活中的注意事项、饮食调养、运动建议等实用指南，帮助患者及家属更好地应对疾病挑战。

4.可读性：该书通过生动形象的比喻、深入浅出的叙述方式，成功地将白血病的复杂世界呈现在读者面前。书中没有晦涩难懂的医学术语，让读者在较轻松的阅读中，建立起对白血病的科学认知。

5.人文关怀：该书关注患者及家属的心理需求，分享真实患者的故事，传递正能量，鼓励患者保持乐观心态，积极面对治疗与生活。

在此，我衷心地向您推荐《医话白血病》，它不仅能够帮助我们更好地了解这一疾病，更能够激发我们对生命的热爱与尊重。期待通过本书的普及与传播，能够激发更多人关注白血病、参与白血病防治工作，共同为构建一个更加健康、和谐的社会环境贡献力量。

浙江大学二级教授，主任医师，博士生导师
浙江大学医学院附属第一医院血液科名誉主任
中国女医师协会肿瘤专委会主任委员

前　言

白血病，这三个字，读者们看到肯定不觉得陌生，但它所带来的恐惧与未知却常常让人心生寒意。作为一种严重的血液系统恶性肿瘤，白血病不仅威胁到患者的生命，更造成了患者及其家属心灵上无法抹平的创伤。为了揭开白血病的神秘面纱，普及正确的防治知识，我们撰写了这本关于白血病的科普书籍，希望为广大读者提供一盏照亮前行道路的明灯。

白血病并非不可战胜的敌人。随着医学科学的不断进步，越来越多的患者通过科学的治疗和积极的心态，成功战胜了这一疾病，重获了健康的生活。本书的目的，正是要让更多的人了解白血病，认识它的发病机制、临床表现、诊断方法和治疗方案，从而在面对这一疾病时能够更加从容和理智。

在编写过程中，我们力求做到科学性与通俗性的完美结合。我们深知，医学知识的专业性往往让普通读者望而却步。因此，我们特别注重用简洁明了、生动有趣的语言来解释复杂的医学概念，让每一个读者有兴趣并都能够较轻松地理解白血病的相关知识。

此外，本书还特别关注了患者的生活质量和心理康复。我们深知，面对白血病这样的重大疾病，患者和家属的心理压力是巨大的。因此，我们在书中不仅提供了科学的治疗建议，还分享了许多患者成功抗击白血病的经验和故事，希望能够为患者及其家属带来一丝慰藉和力量。

最后，我们要感谢所有为本书付出辛勤努力的人，包括医学专家、编写团队、编校人员，以及那些愿意分享自己抗病经历的患者及其家属。是你们的共同努力，让这本书得以呈现在读者面前。

愿这本书成为你了解白血病、抗击白血病的得力助手。让我们一起携手，共同迎接每一个充满希望和可能的明天。

主任医师，教授，博士生导师
陆军军医大学第二附属医院血液病医学中心
副主任、白血病科主任
中华医学会血液学专委会感染学组委员
重庆市中西医结合学会血液病专业委员会主任委员

目　录

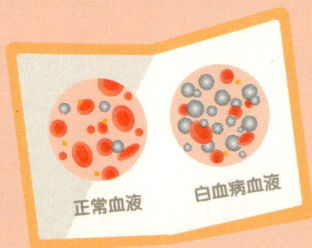

正常血液　　白血病血液

第一章

白血病概述

1.1 认识白血病

想必大家都看过《我不是药神》，电影讲述了一个药贩子帮助白血病患者"进口"印度仿制药"格列卫"的感人故事。它艺术化地展示了公众的切身体验，人们从电影中看到了白血病患者群体的痛，也看到了自己可能遭受的命运捉弄。再如让无数"80后"痴迷的韩剧《蓝色生死恋》，白血病让恩熙与俊熙的美丽爱情故事提早收场，最后俊熙抱着死去的恩熙，画面凄美而悲伤，让人不觉泪崩。除了影视剧，想必大家也听过8岁小女孩儿佘艳碑文上那句"我来过，我很乖"。从小被遗弃的小佘艳再遇白血病的重创，被夺去了含苞欲放的生命，让无数人泪目不已。不论是影视剧中的凄美还是现实生活中的残酷，白血病都让无数人胆战心惊、谈病色变。那么，你对白血病又有多少了解呢？

1.1.1 什么是白血病？

　　白血病就是咱们老百姓口中俗称的"血癌"，顾名思义就是血液系统的癌症。"白血病"名称的由来，源于早期医生发现患者外周血在静置分层后，呈现"白色"的白细胞较正常人明显增多，与之相对的，呈现红色的红细胞减少，他们把这种血液中红细胞减少、白细胞增多的疾病直观地称为"白血病"。它是一种源于造血干细胞的恶性克隆性疾病，因白血病细胞自我更新增强、增殖失控、分化障碍、凋亡受阻，而停滞在细胞发育的不同阶段。发病时，骨髓中异常的原始细胞及幼稚细胞（白血病细胞）大量增殖并抑制正常造血，可广泛浸润肝、脾、淋巴结等各种器官，表现为贫血、出血、感染和器官浸润等征象。根据细胞分化成熟程度和自然病程，又将白血病分为急性白血病和慢性白血病；根据受累的细胞，又可以将其分为淋巴细胞白血病、髓系白血病等。

1.1.2 骨髓是什么？

　　骨髓是人体内的造血组织，存在于骨松质腔隙和长骨骨髓腔内，由多种类型的细胞和网状结缔组织构成，根据其结构不同分为黄骨髓和红骨髓。黄骨髓多分布于大的躯干骨，仅有少量的幼稚血细胞，但仍保持造血功能，在机体应激状态或其他因素刺激下可变为红骨髓加强造血。红骨髓主要分布于扁骨、不规则骨和长骨骺端骨松质中，例如髂骨、胸骨、腰椎棘突。其中有很多造血的干细胞,是形成各种血细胞的"种子",其造血功能活跃。因此红骨髓是我们人体造血的主要场所,里面的造血干细胞持续分化成白细胞、红细胞和血小板。每天数以万计的新生血细胞进入血液循环,发挥各自的作用(图1.1)。

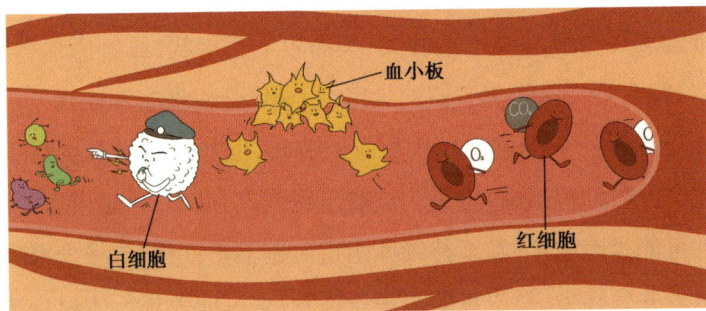

图1.1 活跃在人类血液中的"工作"细胞
红细胞:运输氧气和二氧化碳;血小板:聚集止血;白细胞:防御保护

如果我们把骨髓比喻成一块土地,那么造血干细胞就相当于种子。我们的庄稼从播种到成熟,需要经历多个阶段,比如播种、发芽、幼苗、成苗、果熟。当造血过程因为某种原因出现故障的时候,我们的细胞就停滞在了原始阶段或幼稚阶段,好比是在"庄稼"成长的"发芽"阶段或"幼苗"阶段。由此造出的许多年轻的无用的细胞,就是所谓的"白血病细胞"。这些"年轻气盛"的细胞不仅会无限繁殖,还都是"天山童姥",不仅霸占骨髓这片"沃土",还阻碍正常造血,导致骨髓无法造出维持血液系统功能所必需的正常细胞,最终失去血小板止血、红细胞运输氧气、白细胞抵御侵害等功能,进而引起全身各处不适症状。

1.1.3 如何早期发现白血病?

白血病往往是通过这些"年轻细胞"在我们身体搞破坏导致身体出现不适而被发现的。"坏细胞"从骨髓释放出来以后,跑到各个器官里面"捣乱",肆意妄为地霸占身体的重要器官,常常表现为肝脾淋巴结肿大、头痛等不适症状,或者原地"扎营"躺在骨头里伤害我们的骨组织,导致骨头疼痛等症状。正常血细胞的减少也会导致相应的症状,例如血小板减少可引起全身各部位出血,常见为皮肤出现瘀点、瘀斑,牙龈出血,女性可能月经增多,甚至持续性阴道流血不止;白细胞减少可致患者并发感染,最直观的表现就是发热,可能表现为体温持续低热,也可能表现为持续高热达39℃以上;红细胞减少可致患者面色苍白、感觉疲惫、食欲缺乏、体力下降等(图1.2)。

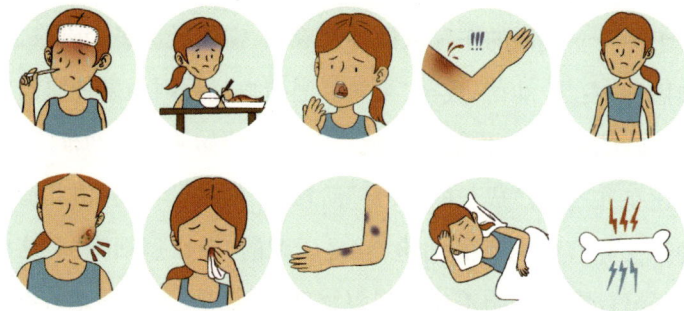

图1.2 白血病"遍布全身"的各种症状

当我们出现以上种种身体不适症状的时候,去医院抽血检查就会发现血常规的报告出现明显异常,比如白细胞升高或降低、血小板降低、红细胞和血红蛋白降低等,进一步做骨髓穿刺涂片检查时,常常可以看到原始细胞或幼稚细胞(白血病细胞)增多,再进一步做骨髓活组织检查、流式细胞术检查、染色体核型分析、白血病融合基因检查、影像学检查等一系列检查、确诊后,即可被诊断为某种类型的白血病(图1.3)。

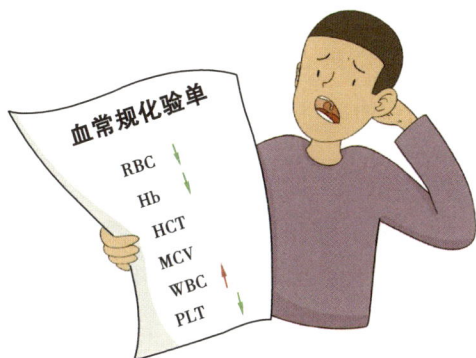

图1.3 血常规化验单

综上所述,您现在是否对白血病有了一个初步印象?是否开始因为"血癌"的头衔对它萌生几分畏惧?但是我想告诉你的是白血病不等于"绝症",并不是老百姓口中的"一得此病,人财两空"。当我们出现贫血、出血、感染、骨痛、头痛等与白血病相关的多种症状时,一定要及时就医,早发现、早诊断、早治疗,通过化疗、放疗、造血干细胞移植等治疗手段,还是有很大机会治愈的。随着医学发展,靶向治疗、免疫治疗等新技术的出现与日渐成熟,将为白血病患者和家庭带来更多希望。白血病不可怕,越来越多的患者已走向治愈。

(昆明医科大学第一附属医院 史明霞,玉米会)

1.2　白血病的病因

　　小树苗停止生长,可能是缺水、缺阳光、病虫害等原因造成的。那么,好端端的白细胞又是经历了什么导致其"黑化",停止分化成正常的血细胞,并且不受约束地在人体内肆意破坏的呢? 几乎所有的患者及家属都会问到一个共同问题:是什么原因引起的白血病(图1.4)? 朋友圈里面转发的"喝饮料会得白血病""住新房会得白血病"到底是不是真的? 其实,人体这个"大工厂"远比我们所知道的更智能、更复杂,与很多疾病一样,白血病的确切病因尚不完全清楚,但有一些因素可能和白血病的发病有关,我们在平日的生活工作中应该尽量去避免。

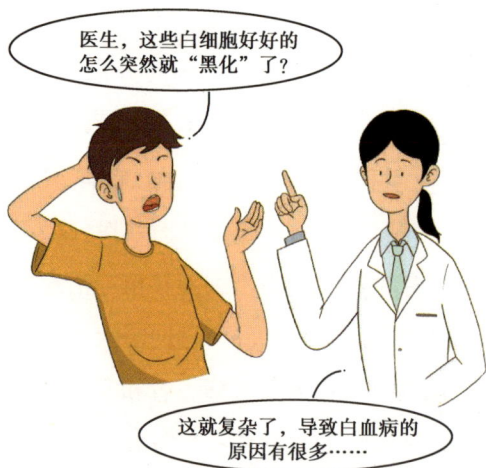

图1.4　是什么原因引起的白血病?

1.2.1　白血病和"住新房"有关系吗?

　　经常接触某些化学物质会增加患白血病的可能性。苯及其衍生物、亚硝胺类物质、抗肿瘤细胞毒药物都存在致白血病的风险。工作中长时间接触化学药物,比如苯含量超标的劣质胶水、不恰当的装修、长时间接触不合格装修材料等均可能增加罹患白血病的风险。2004 年世界卫生组织(WHO)将甲醛评定为Ⅰ级致癌物质(图 1.5)。刚装修完新房的朋友们应该都很担心甲醛超标,那么新装修的房子到底多久才可以入住呢(图 1.6)?

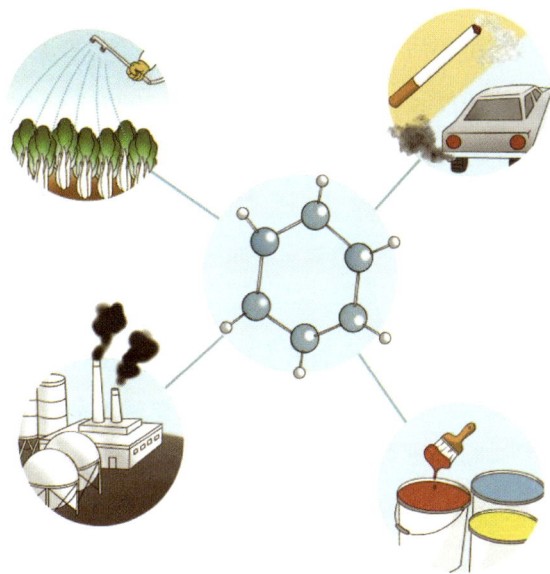

图 1.5　Ⅰ级致癌物质甲醛

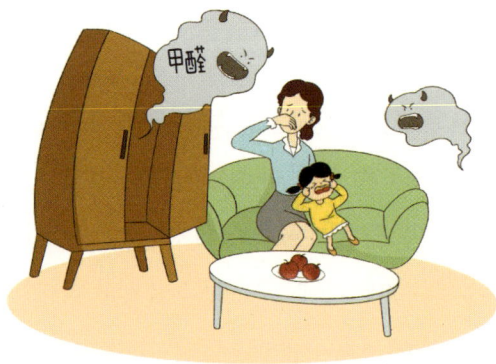

图 1.6　新装修的房子甲醛超标

新装修的房子入住时间需要根据污染程度来决定。一般情况下,为了避免甲醛等有害物质对身体健康产生影响,建议放置5~6个月再入住。对于孕妇、婴儿等特殊人群,建议更加谨慎,最好在半年后入住。同时,在入住前需要检测有害物质浓度,当甲醛浓度 < 0.08 mg/m³,氡浓度 < 200 Bq/m³,苯浓度 < 0.03 mg/m³才能入住。

1.2.2　天天"玩手机"会得白血病吗?

放射性物质导致白血病的发生与人体吸收辐射的剂量有关,经常接受放射性物质照射的人群白血病发病率明显增加(图1.7)。1934年7月,居里夫人由于长期接触放射性物质"镭"死于白血病;1945年8月,两颗原子弹"小男孩"和"胖子"相继在日本广岛和长崎爆炸后,幸存者中白血病的发病率明显增高。2011年3月,日本发生福岛核电站泄漏事件后,数例患白血病的工人被认定为工伤。电离辐射对人体的损伤是广泛的,以神经系统、造血系统及消化系统改变最为明显。但日常生活如使用手机、电脑等,以及常规医学检查接触的辐射种类及剂量,对健康几乎不会产生影响,不必过于担心。

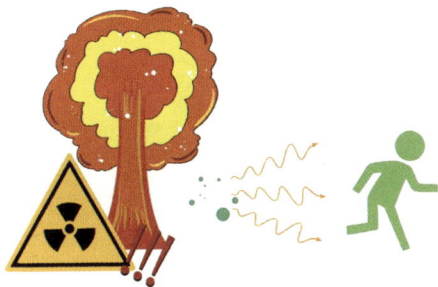

图1.7 远离放射性物质

1.2.3 熬夜会熬出白血病吗?

不良生活习惯,如长期熬夜、不规律地作息、抽烟、酗酒等,可能导致免疫力下降、代谢失衡,DNA突变、断裂和重组等,进而导致白血病的发生(图1.8)。"熬最长的夜,抽最浓的烟,酗最烈的酒",消费的是人生与健康。免疫力下降容易导致病毒感染。有研究证实,C型RNA病毒或称"逆转录病毒"是导致哺乳类动物如小鼠、猫、牛、绵羊和灵长类动物自发性白血病的病因之一。这种病毒能通过内生的逆转录酶按照RNA顺序合成DNA,插入宿主染色体DNA后导致恶性病变。常见的病毒有:艾滋病病毒、丙型肝炎病毒、乙型脑炎病毒、流感病毒、鼻病毒、EB病毒、人T细胞白血病病毒等。所以健康的生活、规律的体育运动能提高免疫力,也能提高抗病能力。

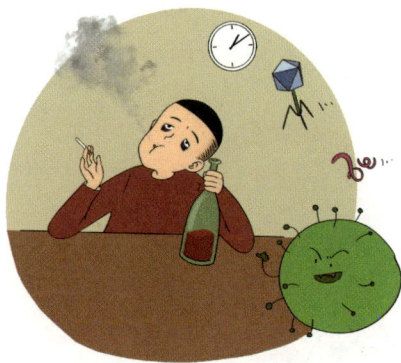

图1.8　不良生活习惯

1.2.4　白血病会遗传吗?

白血病不是遗传病,但是有遗传倾向! 如果是同卵双生的双胞胎,其中一个人发生白血病,另一个人的发病率为20%。唐氏综合征患儿白血病发病率较正常儿童高50倍,所以存在某些染色体畸变的人群更易发生白血病。父母会出现遗传给子女某些基因突变或染色体异常的情况,从而增加后代患白血病的风险。

1.2.5　白血病会传染吗?

白血病不是传染病,所以我们在平常生活中与白血病患者接触是不会患病的。相反,在接触白血病患者时,我们需要加强对患者的保护,因为他们免疫力低下,要避免给患者造成感染。

有大部分的患者平常生活规律、饮食健康、体质良好,不暴露在射线内、不沾毒物,也没有不良嗜好,但却还是毫无征兆地患上了白血病。这是因为引起白血病的病因尚未明确,可能是多个因素共同作用的结果。未知的恐惧最可怕,战胜病魔首先需要直面它、研究它,同时保持良好的生活习惯、健康积极的心态,尽可能避免职业暴露,注意个人防护。相信随着科学的进步,终有一天我们能够攻克"血癌"。

(攀枝花市中西医结合医院　高泽莉)

1.3　白血病的临床表现

白血病是血液系统的恶性肿瘤,严重危害患者的健康及生命,及早识别其临床表现、及时就诊对改善预后有非常重要的作用。过度焦虑不可取,但关注自己的身体,读懂它发出的求救信号是很有必要的。当出现以下症状时,请务必予以重视,及时到专科医生处就诊。

1.3.1　"脸色苍白、注意力不集中、体力下降"是白血病吗?

脸色苍白、注意力不集中、体力下降可能是贫血带来的症状,其本质是红细胞(血红蛋白)下降导致器官组织"缺氧",这未必就是白血病。这些症状与贫血的轻重、患者的年龄及耐受程度有关。在贫血程度较轻或者贫血时间比较长,使得我们的身体逐渐耐受的情况下,往往容易让人忽略,导致延误治疗。贫血最常见的症状就是全身乏力,各器官组织也会有相应的临床表现。如皮肤等黏膜苍白是重要的体征,可以"肤白胜雪",但白到指甲盖、睑结膜,甚至白里泛着蜡黄,需要警惕;"脑缺氧"会出现头昏、头痛、注意力不集中、记忆力减退等症状,学龄期孩童突然出现上课注意力不集中、无精打采,不要误以为是孩子懒惰(图1.9);"心肺缺氧"会出现活动后心慌、气短,爬坡上楼越来越累,体力明显下降,除了考虑患心肺疾病,也要警惕贫血或白血病;"消化道缺氧"会出现食欲下降、进食后腹胀、消化不良等症状。

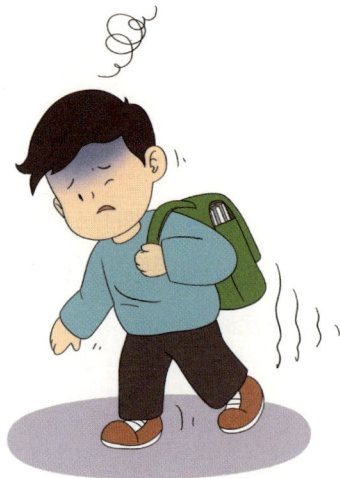

图1.9 白血病或贫血的症状

1.3.2 "流鼻血、牙龈出血、身上青一块紫一块"是白血病吗?

出血也是白血病的主要症状之一。出血有各种表现形式,常见如皮肤、黏膜出现瘀点、瘀斑,鼻出血、牙龈出血;消化道出血的患者可表现为呕吐咖啡色物质、黑便;泌尿系统出血的患者可表现为血尿;呼吸道出血的患者可表现为痰中带血、咯鲜血;育龄女性患者可表现为月经量增多,误以为是妇科疾病等。总之,哪里有血管,哪里就可以出血。当血小板计数低于 $20×10^9$/L 时,自发性出血风险增加,易引发重要脏器出血、颅内出血等,可能立即危及生命。这些症状大多不典型,往往会被误作其他系统疾病但治疗效果不佳,这时应考虑做进一步检查(图1.10)。

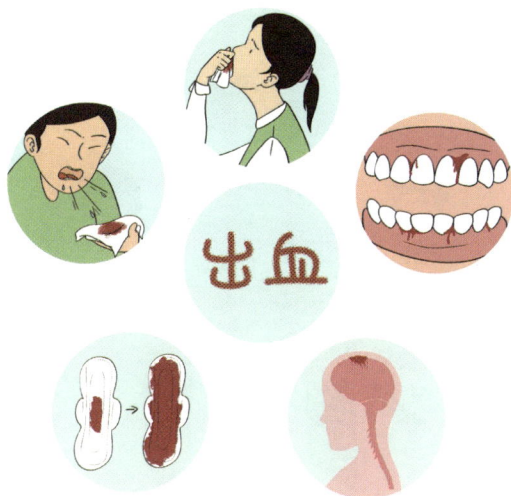

图 1.10 白血病出血症状

1.3.3 "发热、咳嗽、流鼻涕"是白血病吗?

感染是白血病威胁人类生命的另一大武器,可累及身体各个脏器,如肺部感染、血液系统感染、尿路感染、皮肤及软组织感染等。感染可引发全身炎症反应,进而表现出"红、肿、热、痛"等症状。其中发热是最常见症状之一,根据感染部位的不同伴随不同的症状,如呼吸道感染可伴随出现咳嗽、咳痰、喘累等,泌尿系统感染可伴随尿频、尿痛、肉眼血尿、腰痛等,血液系统感染可伴随全身乏力、怕冷、发抖、肌肉酸痛等,严重感染时可出现休克、继发多器官功能衰竭等危及生命的症状(图1.11)。很多人认为发热只是普通的"感冒",特别是流感季节,很多患者以为只是感染了病毒而耽误了治疗。通常情况下,抗感染治疗2~3天后无好转,或还出现其他症状,

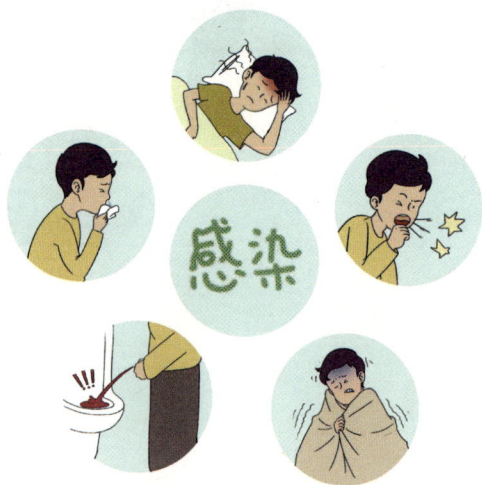

图 1.11 白血病感染症状

如血常规异常,需要警惕"白血病"的可能,此时需结合血常规、骨髓检查等进行明确诊断。

1.3.4 "淋巴结肿大、牙龈肿痛"是白血病吗?

淋巴结肿大、牙龈肿痛可能是白血病细胞髓外浸润的表现。白血病细胞除了在骨髓里面"捣乱",还可能跑到身体其他部位"做坏事"。比如:

①浸润肝脏、脾脏、淋巴结:白血病可引起全身淋巴结肿大,患者常在无意间发现腋窝、腹股沟、颈部长出"包包",还有部分患者表现为腹胀、吃东西不消化,或肚皮异常"发福"。

②浸润骨骼和关节:很多白血病患者都会出现关节疼痛或胸口疼痛等,如果经常发生,这时可千万不要认为是"缺钙""关节炎"这种小问题,还是应及时就诊。

③浸润眼部:部分急性髓系白血病患者患有粒细胞肉瘤,可引起眼球突出、复视或失明。

④浸润皮肤和牙龈:早期皮肤症状表现为瘀斑、包块、斑丘疹,牙龈出现增生、肿痛,特别是在急性髓系白血病M4(急性粒-单核细胞白血病)、M5(急性单核细胞白血病)较常观察到相关症状。

⑤浸润中枢神经系统:白血病细胞浸润到脑实质、脑膜可引发神经系统症状,患者可能出现恶心、呕吐、头痛、情绪改变、瘫痪等症状,甚至睾丸以及肾脏、肺部等器官也会出现症状(图1.12)。

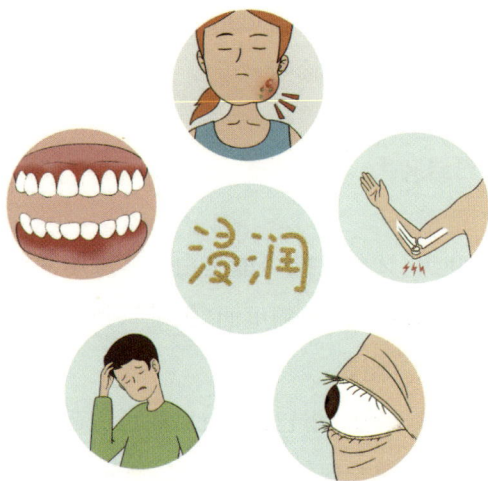

图1.12　白血病浸润症状

　　上面和大家介绍了白血病的常见症状,但也可能会发现白血病没有特别典型的症状。白血病是一种全身性的疾病,各个脏器组织都可能出现异常表现。若出现相应的症状,勿过度恐慌,选择正规的医院进行专业诊治,大概率只是"虚惊一场"。如果诊断是白血病也不要绝望,目前白血病已经是有机会治愈的疾病,但是切勿忽视身体发出的"信号",耽误治疗。

（陆军军医大学第二附属医院　王买红）

1.4　白血病的重要检查

　　如何确诊白血病？医生通过血常规检查就能发现一些端

倪。当患者出现头晕、乏力、发热,皮肤出现瘀点瘀斑,牙龈出血等不适症状来医院就诊时,血常规是最简单有效的检查方式。血常规通过检查血细胞的数量及形态,帮助我们判断各种血液成分是否正常。血液科医生在血常规"上上下下的箭头"(异常指标)里面发现疑点时会安排骨髓检查进一步明确诊断。骨髓检查是我们诊断白血病的主要依据,是诊断白血病的"金标准"。对白血病患者来说,做骨髓检查能为医生提供治疗选择、预后评估、疗效监测等很多重要信息。

1.4.1　"查血"(血常规)能诊断白血病吗?

单凭血常规是不能够确诊白血病的,但它可以帮助医生迅速抓到白细胞"黑化"的"蛛丝马迹",以便进一步检查,明确诊断。血常规中最重要的指标是白细胞计数、红细胞计数和血小板计数。急性白血病患者的血常规通常会出现"一高二低",即白细胞异常升高,同时出现红细胞和血小板减少。增多的白细胞通常是分化不成熟的"黑化"白细胞(白血病细胞),失去了正常的免疫杀伤功能,它们只会占用空间不断壮大自己,持续"干坏事"(图1.13)。"黑化"的白细胞在骨髓中大量增殖,抑制骨髓的正常造血功能,导致红细胞和血小板减少,就像田里长满了杂草,那正常庄稼就长不出来。白细胞分类检查也能提供一些信息帮助我们发现混在血液中的异常白细胞。白血病患者的检查报告通常会显示淋巴细胞和单核细胞比例的异常。当然也存在白细胞减少的情况,称为白细胞低增生性白血病,多表现为"三低"(白细胞、红细胞、血小板均减少),其隐蔽性强,建议专科就诊,避免延误病情。

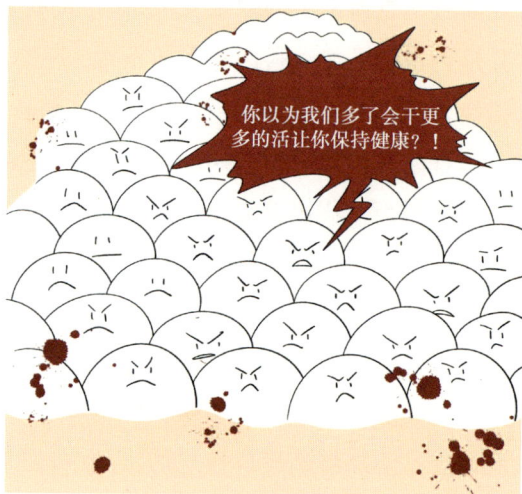

你以为我们多了会干更多的活让你保持健康?!

图1.13　增多的白细胞

1.4.2　骨髓检查为什么非常重要?

骨髓是制造血细胞的"工厂",如果"产品"(血细胞)出现质量问题,应该去"生产车间"查找原因,就需要进一步完善骨髓相关检查以明确病因。骨髓检查是确诊白血病的"金标准",一旦怀疑是白血病就需要做骨髓检查。血液科医生通过骨髓涂片抓出"黑化"白细胞团伙,即在显微镜下观察细胞形态(即形态学检查)来诊断白血病,即原始细胞(白血病细胞)数量达到一定程度(≥20%)就可以诊断为急性白血病。随着科学技术的发展,人们对白血病的认识水平已经深入到了免疫分子、染色体和基因层面,特定的免疫分子和基因改变可以为白血病的精准治疗提供治疗靶点,极大提高了白血病的治疗效果,为白血病"个体化"精准治疗开辟了新的道路。因此,对白血病患者来说,除了常规的骨髓形态学检查,免疫学(包含流式细胞术检查)、遗传学(包含染色体核型分析)、分子生物学(包含融合基因、基因测序)等检查尤为重要,不仅能为患者提供可能的靶向治疗依据,还能帮助医生了解患者治疗后是否存在形态学检查不能发现的"漏网之鱼"(微量残留病,MRD)。骨髓免疫学和遗传学检查就像一把"照妖镜",能让白血病细胞无所遁形(图1.14)。

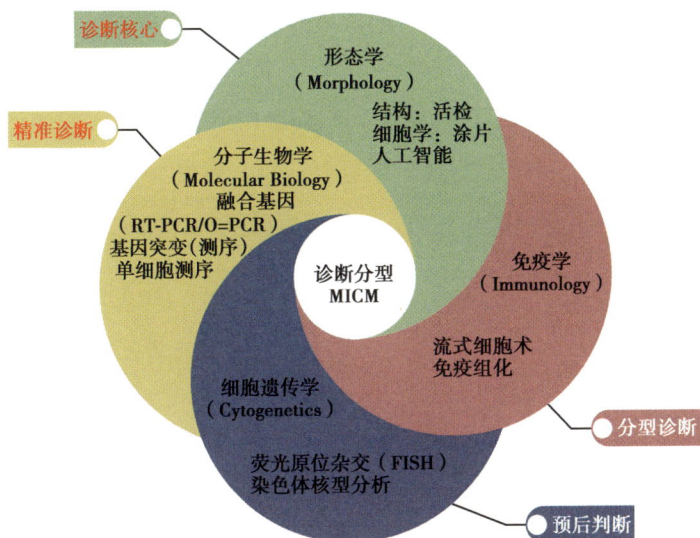

图1.14　诊断分型

1.4.3 "抽骨髓"对身体有害吗?

有些患者或家属对骨髓穿刺术比较恐惧和害怕,甚至拒绝。害怕骨髓穿刺的疼痛难以忍受,担心骨髓穿刺后会导致瘫痪,抽取骨髓后会伤了"元气"、让人变傻。大量的临床实践表明骨髓穿刺术是非常安全的,穿刺前医生都会对穿刺部位进行充分麻醉,患者除局部稍有不适外,不会引起后遗症。白血病患者除了明确诊断时需做骨髓穿刺术,在治疗过程中也需多次穿刺以检查评估疗效。"抽骨髓"并不可怕,因为一个检查耽误了疾病的诊断和治疗才可怕。

总的来说,血常规检查能为我们提供简单、快速、有效的信息,当血常规出现"一高二低"或"三低",需要高度警惕是白血病,而骨髓穿刺术最终帮助我们确诊白血病,为白血病的治疗、预后评估和疗效监测提供重要信息。骨髓穿刺术也是非常安全的,不会引起后遗症,不要因为畏惧检查而耽误了最佳治疗时机。

(川北医学院附属医院　倪勋)

1.5　白血病的现代检测手段

白血病是一类起源于造血干细胞的恶性克隆性疾病,包括急性白血病和慢性白血病。光镜下观察细胞形态及细胞化学染色是白血病诊断与分型的最基础方法,但该方法存在较多不完善之处,如重复性较差,对预后判断及指导治疗价值有限。随着免疫学、细胞遗传学及分子生物学的发展,综合多种方法对白血病进行诊断和分型,不仅重复性更好、更客观,而且能更好地帮助判断预后、指导治疗和监测疗效。因此,白血病的诊断分型由最初单纯以形态学为主的分型(FAB分型)发展为形态学(Morphology)、免疫学(Immunology)、细胞遗传学(Cytogenetics)和分子生物学(Molecular Biology)联合起来进行的MICM分型(图1.15)。这是目前对白血病进行分型的一种较为精准的分层诊断方法。了解不同的检查作用后就能理解为什么初次诊断的白血病患者需要做多项骨髓检查。

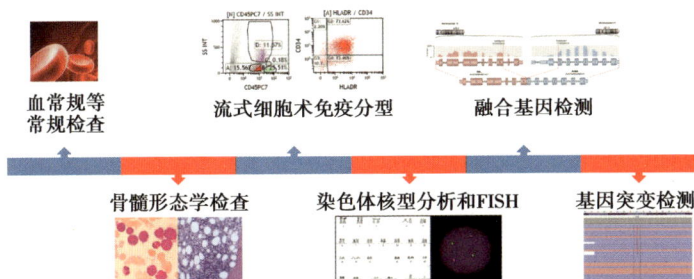

图1.15　白血病相关实验室检查

1.5.1　什么是形态学检查?

形态学检查主要包括对外周血涂片、骨髓涂片和骨髓活检切片的形态学观察。外周血涂片是一种常见的血液检查,主要用于观察血液中的红细胞、白细胞和血小板等成分的形态和数量。骨髓涂片检查反映的是血细胞数量、形态和比例的改变,同时结合化学染色反应鉴别不同系列来源或不同成熟阶段的细胞。骨髓活检切片检查是以骨髓组织切片为标本进行的骨髓组织学检查,是观察骨髓组织结构和空间定位、补充骨髓涂片检查的一种有效方法,对很多血液系统疾病的诊断都具有重要意义。外周血涂片、骨髓涂片和骨髓活检切片检查有着非常密切的联系,常需要同步进行,是对白血病最初步的诊断方式。

1.5.2 什么是免疫学检查?

免疫学检查主要包括免疫组织化学染色技术和流式细胞分析技术。采用不同染料或荧光染料标记的单克隆抗体对细胞悬液或骨髓组织切片进行染色,然后在流式细胞仪或荧光显微镜或光镜下观察白血病细胞表面或细胞内独特的抗原标记。流式细胞术有快速、简便、定量、敏感的特点,可以对急性白血病细胞的来源进行精细检测和分型(图1.16)。有些狡猾的白血病细胞通过"伪装外貌",躲过了显微镜,但是"伪装"的白血病细胞(不典型白血病细胞)掩盖不了邪恶的"本质",逃不过流式细胞仪对其"黑化证据"——抗原的标记。流式细胞仪能够精确判断白血病细胞的来源和分化阶段,从而提高了白血病诊断的准确性,弥补了传统形态学分型的不足,同时有利于患者进行个体化治疗及预后的判断。此外,多参数流式细胞术可以监测微量残留病(MRD),敏感度高达10^{-4}~10^{-5}。并且,由于一些单克隆抗体(如CD19、CD20、CD22、CD33等)已经分别用于临床治疗,所以免疫分型还可以帮助指导以单克隆抗体为基础的靶向治疗。

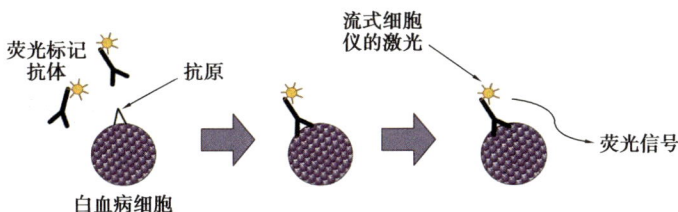

图1.16　流式细胞术检测原理

1.5.3　什么是细胞遗传学检查?

染色体核型分析和荧光原位杂交(FISH)技术是常用的检测白血病的细胞遗传学手段,对白血病的诊断、分型、治疗方案的选择有着重要的临床价值。染色体核型分析借助显带技术对染色体进行分析、比较、排序和编号,根据染色体结构和数目的变异情况来进行诊断。世界卫生组织已经将一些特殊的核型异常列为特殊亚型,美国国家综合癌症网络发布的指南则利用细胞遗传学异常进行预后分层,如t(8;21)(q22;q22.1)、inv(16)(p13;q22)等核型显示预后良好,t(6;9)(p23;q34.1)、-5/del(5q)、-7/del(7q)等核型则显示预后不良。

FISH是对标本中待测核酸进行定性、定位和定量分析,对疾病诊断具有重要作用,还可以用于监测治疗后的MRD,其敏感度高。两种方法互为补充,可提高异常核型检出率,使结果更加准确与可靠。血液科医生利用细胞遗传学异常进行预后分层。

单核苷酸多态性阵列(SNP-array)技术是一种基于寡核苷酸微阵列的芯片检测技术,既可以用于基因型的研究,也可以用来检测基因组拷贝数的变化。染色体和FISH技术是从单个细胞水平检测异常,基因芯片是从大量细胞抽提的、总的DNA水平检测异常,基因芯片与染色体、FISH相互补充,为临床提供更多更全面的遗传学信息。目前该技术已经应用于急性髓系白血病、急性淋巴细胞白血病等血液系统疾病的诊断。

1.5.4　什么是分子生物学检查?

分子生物学是临床医生进行疾病预后分层的重要依据。常用的分子生物学技术包括聚合酶链反应(PCR)技术、二代测序(NGS)技术、转录组测序(RNA-seq)技术等。

聚合酶链反应(PCR)技术快速且高效,已广泛应用于白血病相关融合基因的快速检测、基因定量分析,尤其是MRD监测等方面。对于获取骨髓标本或者白细胞计数增高的慢性白血病行PCR检测。

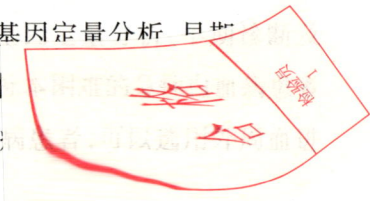

二代测序(NGS)又称下一代测序,是对传统的一代测序技术的一次革命性改变,具有高通量、高敏感性、易于操作、相

对定量等特点。通过对白血病患者进行二代测序检测,不但可以协助诊断,还可以对患者病情进行危险度分层,评估患者的预后,为临床靶向用药提供有力的依据。目前NGS技术已经用于临床常规检测基因突变。

转录组测序(RNA-seq)利用第二代高通量测序技术对组织或细胞中所有RNA反转录而成的互补DNA(cDNA)文库进行测序。融合基因的检测对白血病的诊断及治疗具有非常重要的作用,利用转录组测序技术检测融合基因优于传统的检测方法,可以一次检测大量融合基因,并且能够发现新的融合基因转录本,可以克服PCR和FISH技术固有的局限性。但是该方法的缺点是检测灵敏度较低(约10%),报告周期长。目前靶向信使核糖核酸(mRNA)测序已经用于临床上筛查白血病患者初诊及复发样本的融合基因。

白血病的诊断、治疗及预后一直是人们关心的问题,正确识别和诊断不同类型白血病,对于指导临床治疗具有非常重要的意义。随着现代医疗技术的不断进步,细胞形态学结合流式细胞术免疫分型、细胞遗传学和分子生物学技术的MICM分型方法已经成为临床上常用诊断白血病的手段。初诊的白血病患者须完善多项骨髓检查,这能够为白血病的准确诊断、靶向治疗以及判断预后提供可靠依据,有利于临床医生对疾病进行早期评估和个体化治疗,从而延长患者的生存时间及提高患者的生存质量。

(苏州大学附属第一医院　陈苏宁)

1.6　白血病的分类

俗称"血癌"的白血病,让人闻之色变,但值得注意的是,白血病并非单一疾病。为什么同样患白血病,治疗方案却不一样?为什么都是白血病,他却不需要治疗,而我不仅需要化疗,后续还需要做"骨髓移植"?为什么我被分到高危组,而他却是低危?粒细胞、淋巴细胞,急性、慢性,M12345?一个病怎么分这么多?而我到底是哪种白血病呢?这些不同分类之间又有什么区别呢?相信病友们在白血病的诊断及治疗过程中大都会有这些困惑。白血病是由克隆性增殖的白血病细胞大量增生,抑制机体正常造血功能的一类疾病的统称,根据不同分类方式又进一步分为不同类型,而不同类型的白血病具体治疗方式及强度又各有不同,其预后也是千差万别。

1.6.1　急、慢性白血病有什么区别?

根据白血病的分化程度、自然病程的长短可将其分为急、慢性白血病。急性白血病发病率较慢性白血病高,二者发病率之比约为 5.5∶1。急性白血病的细胞分化停滞于早期阶段,起病急,自然病程仅几个月,未经治疗的急性白血病患者的寿命平均不到半年,大家口中的"急淋""M12345"等均属于这个范畴。

慢性白血病细胞分化停滞在晚期阶段,病情相对缓慢,自然病程为数年,且初期常无明显症状。比如慢性淋巴细胞白血病(CLL)早期可无症状,部分患者早期无须治疗,定期随访即可,自然病程可达 10 年以上。而一部分慢性白血病如慢性粒细胞白血病(CML)在疾病的进展过程中,骨髓和外周血中原始细胞明显增多,会发生向急性白血病的转变,这也就是慢性粒细胞白血病急变期。

1.6.2 髓细胞性白血病和淋巴细胞白血病有什么区别?

1976 年,由法国(France)、美国(America)和英国(Britain)联合制订了急性白血病的分型诊断标准,称为"FAB 分型",其主要依据是骨髓细胞形态学和细胞化学特征,根据累及的细胞种类不同,将急性白血病分为急性淋巴细胞白血病(ALL)和急性髓系白血病(AML)两大类。FAB 分型是目前应用最广泛的一种急性白血病的分型方法,其中急性髓系白血病是成人最常见的急性白血病类型,发病率随年龄增长而增加,其按照 FAB 分型有 8 个亚型(M0、M1、M2、M3、M4、M5、M6、M7)。令患者"羡慕"的"绝处逢生型"——急性髓系白血病 M3 型就是其中一员,由于靶向治疗的成功,急性髓系白血病 M3 型成为整个 AML 中预后最好的类型。

急性淋巴细胞白血病是儿童最常见的恶性肿瘤,也可以在成人的各个年龄段出现。既往按细胞形态分为 3 个亚型(L1、L2、L3),现在临床上已逐渐少用这种分类方式,更多的是根据免疫学检测判断细胞类型,分为 T 淋巴细胞白血病和 B 淋巴细胞白血病。

混合表型急性白血病(MPAL)是急性白血病中髓系细胞和淋巴细胞系共同受累的一组疾病。诊断主要依赖多参数流式细胞术免疫分型。慢性白血病包括慢性粒细胞白血病(CML)、慢性淋巴细胞白血病(CLL)以及其他少见类型的白血病,如毛细胞白血病(HCL)等。

1.6.3　MICM分型在白血病诊断中的作用是什么?

白血病的MICM分型是包括细胞形态学、免疫学、细胞遗传学和分子生物学制订而成的分型,是目前对白血病进行分型的国际通用的一种最准确的综合诊断,对白血病的临床诊断、治疗以及评估预后有着重要意义。MICM分型弥补了FAB分型单纯用形态学进行分型的不足,将白血病的诊断从细胞形态学水平上升到分子生物学水平,使白血病的诊断更加精确、分型更加精准,奠定了白血病精准治疗的基础。MICM分型有利于早期判断患者预后,根据细胞遗传学和分子生物学,可以将急性白血病患者分为低危、中危、高危组,并根据不同的预后分组为患者制订不同的治疗方案,实现急性白血病的分层治疗。通过该分型,对患者疗效、复发率、预后等进行预测,但高危不等于疾病已到晚期,也不是"无药可救"了,低危组的患者也不能"高枕无忧"。医生根据各项检查结果,参考专业的诊疗指南,对患者疗效、复发率、生存率进行预测性评估,规范的分型和预后分层有助于医生有针对性地制订治疗方案,提高患者的整体预后。除此之外,对急性白血病进行MICM分型,有利于早期监测复发,通过基因检测或多参数流式细胞术定期检测急性白血病患者微量残留病(MRD),能够在分子水平准确诊断复发,从而对患者实行早期干预,有利于提高急性白血病患者的生存期。

所以,虽然诊断了白血病,但根据分型的不同,不同患者的治疗方案和预后也是有区别的,也强调了患者在初次诊断时完善相关检查以及定期复查的重要性。精准全面的疾病诊断及分层是治愈疾病的基石,现在我们已经步入了白血病靶向治疗和"个性化"治疗的新时代。

（中国医学科学院血液学研究所　魏辉）

第二章

白血病的重要治疗手段

2.1 白血病治疗概况和进展

大多数患者及患者家属对白血病的第一印象是"绝症"，关于它的治疗的第一反应也就是化疗，随之而来想到的就是脱发、恶心、呕吐、口腔溃疡等化疗不良反应，因为害怕这些副作用，甚至放弃治疗（图2.1）。事实上，随着对疾病的深入了

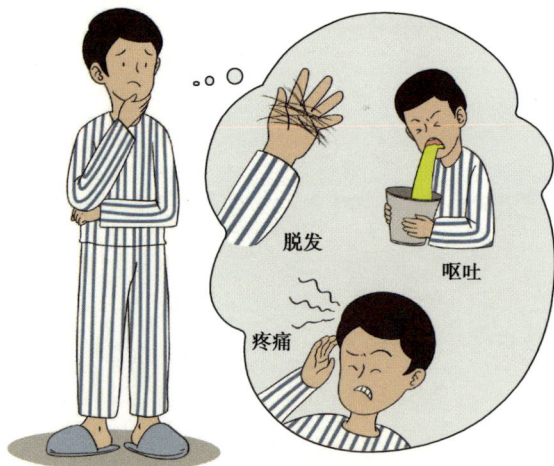

脱发

呕吐

疼痛

图2.1 担忧化疗不良反应

解和医学技术的不断进步,白血病的治疗已经从传统比较单一的化疗方式发展为集化疗、靶向治疗、细胞免疫治疗、造血干细胞移植和中医治疗等多种治疗方式相结合的综合治疗,可以根据患者的身体情况、疾病分型、危险分层进行"个体化治疗"(图2.2)。

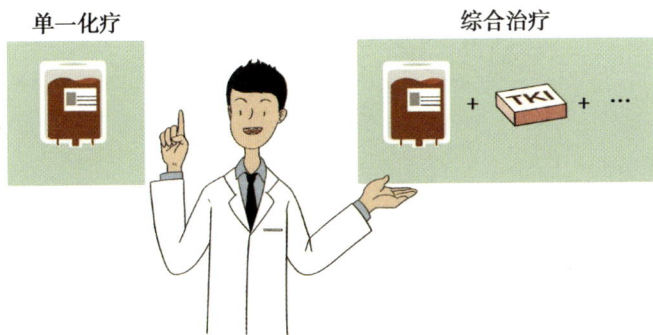

图2.2 向综合治疗的转变

2.1.1 什么是"个体化治疗"?

不同类型的白血病或同类型的白血病在不同阶段具有不同的疾病特征,其治疗方法不完全一样。如果要用一句话概括,那我们称之为"个体化治疗"或"精准治疗"(图2.3)。

譬如慢性粒细胞白血病(CML),是我国最常见的慢性白血病,以往主要是使用羟基脲或者干扰素为主的化疗方式来控制疾病,多数患者只有4~5年的生存时间(图2.4),唯一根治的途径是异基因造血干细胞移植手术。

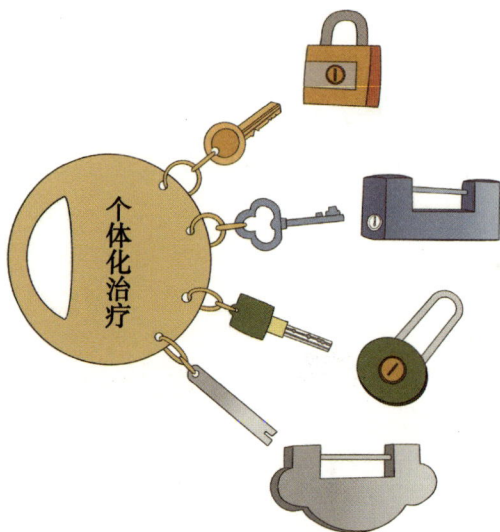

图2.3　个体化治疗

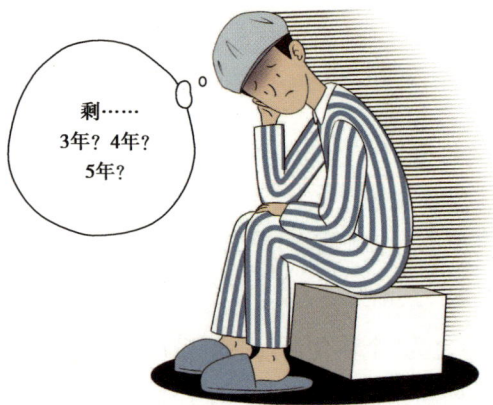

剩……
3年？ 4年？
5年？

图2.4　生存时间

随着靶向药物酪氨酸激酶抑制剂(TKI)的问世及广泛使用,也就是电影《我不是药神》里面的药品主角,越来越多的患

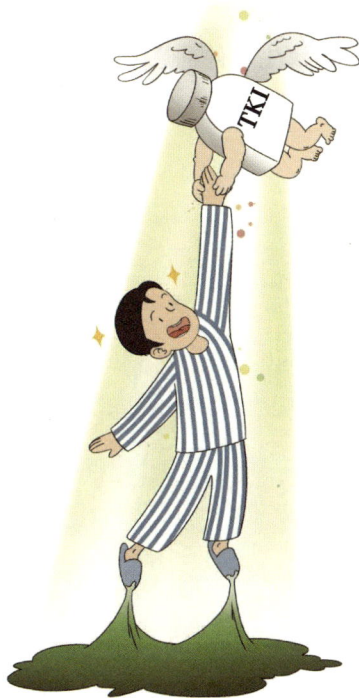

图2.5　靶向药物TKI

者获得了长期生存的机会(图2.5),使得原本致死率很高的慢性粒细胞白血病变成了慢性病,绝大部分患者仅需口服药物治疗。造血干细胞移植手术不再是首选的治疗方式,这大大提高了患者的生存质量。同样,慢性淋巴细胞白血病,也从单纯的留可然、环磷酰胺、氟达拉滨这些化疗药物治疗转变为以布鲁顿酪氨酸激酶(BTK)抑制剂为主的靶向治疗。

　　在急性髓系白血病方面,有一种特殊类型叫作急性早幼粒细胞白血病(APL)。因发现其重要致病基因,我国科学家开创性地使用砒霜里提取的三氧化二砷联合全反式维甲酸进行诱导分化治疗,让生长停滞在"婴幼儿阶段"的白血病细胞能够继续成长发育为正常细胞,使得90%以上的APL患者得到治愈(图2.6)。

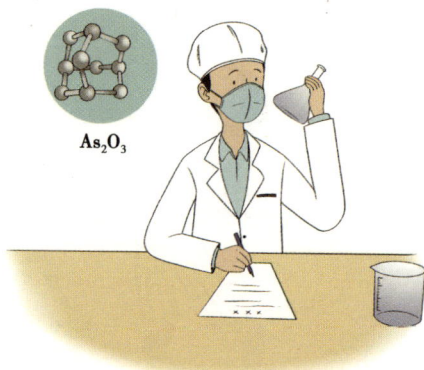

图2.6　三氧化二砷(As_2O_3)

2.1.2　得了急性白血病一定需要"异体骨髓移植"(异基因造血干细胞移植)才能治好吗?

近年来,得益于检验技术和对白血病的深入认识,急性白血病是否进行"骨髓移植"取决于患者白血病类型、白血病相关的染色体、融合基因和基因突变情况、患者年龄、身体状况、合并症、患者意愿、经济状况等多种因素。譬如APL,多数患者通过药物就可以治愈,仅在复发后才考虑移植。急性髓系白血病则需要根据患者的骨髓检查情况分成低危、中危和高危。低危组的急性髓系白血病首选化疗,如果化疗效果不佳

（如白血病残留病灶始终阳性或阴性后又转阳性），才建议进行异基因造血干细胞移植。对于中高危组，尤其是高危组，则宜在病情缓解后尽快进行异基因造血干细胞移植（图2.7）。同样，急性淋巴细胞白血病也需要根据初诊时的检查情况及治疗反应确定在病情缓解后是否需要安排异基因造血干细胞移植。因此，在对急性白血病进行初诊时，白血病相关的检查（如染色体、基因等检查）对疾病的评估和治疗决策有着非常重要的意义。尽管很多医疗单位没有相应的检查或开展的检查不全，需要外送第三方自费检查，花费往往比较大，但这部分检查是不可或缺的。

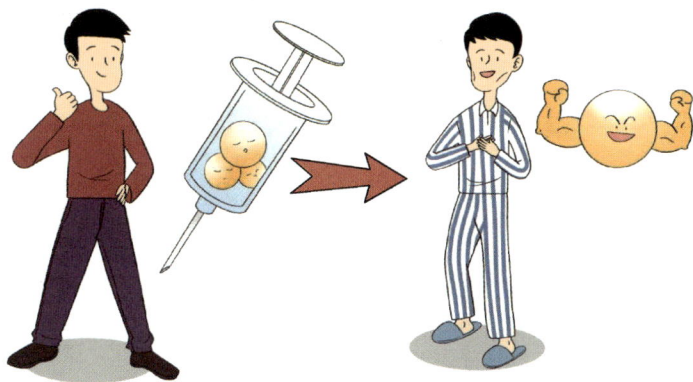

图2.7　异基因造血干细胞移植

2.1.3　老年白血病可以不用化疗吗？

急性髓系白血病（AML）好发于老年人。由于患者身体承受化疗的能力较年轻人差，而且往往对化疗的敏感性欠佳，因此化疗相关死亡率较高。以往一般采用减量化疗,但治疗效果不尽如人意。近些年来,科学家发现DNA甲基化是AML最常见的表观遗传学改变,部分患者的白血病细胞存在FMS样酪氨酸激酶3受体(FLT3)或异柠檬酸脱氢酶1和2(IDH1/IDH2)的突变,这些改变成了治疗的靶点,采用去甲基化药物如地西他滨、阿扎胞苷,联合小分子靶向药物如维奈克拉、FLT3抑制剂、IDH1/IDH2抑制剂等药物,让很多高龄或身体很虚弱的难以耐受常规化疗的患者也得到了治疗的机会,并取得令人惊喜的疗效(图2.8)。

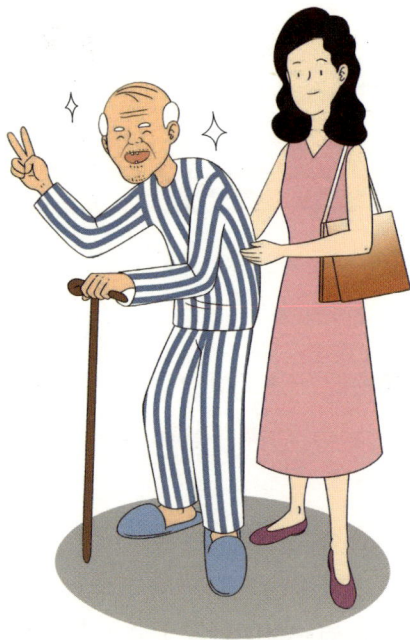

图2.8 老年患者重获新生

随着科学家对分子靶点的理解日益加深,除了靶向突变基因,我们还通过在白血病细胞表面发现的不同靶点(抗原)进行靶向治疗,比如单克隆抗体或细胞免疫治疗,如嵌合抗原受体 T 细胞治疗(CAR-T 细胞治疗)在急性淋巴细胞白血病治疗中的应用,为白血病的治疗打开了新的大门,让许多既往治疗无效或者疗效差的患者获得了新生。随着医学科技的进步,越来越多新的治疗方式进入临床,使越来越多的白血病患者能够接受低毒、高效的精准治疗,同时拥有高质量的生活。

(文:四川大学华西医院　马洪兵,

图:四川大学华西口腔医学院　戴云涵)

2.2　化疗

白细胞"黑化"成白血病细胞后变得邪恶、不择手段,从人体吸取各种营养,破坏人体健康,并且疯狂繁殖后代,抢占正常细胞的地盘,到处散播破坏的种子,这让原本健康的细胞失去了栖身之所,苦不堪言。化疗是治疗白血病最基本的手段,可以压制杀灭疯狂增殖的白血病细胞,让患者的病情得到缓解,同时恢复患者正常的造血功能。但是,因为化疗药物没有智能识别白血病细胞和健康细胞的能力,药物进入身体后不分青红皂白地"干掉了"所有的细胞,就会出现我们不想看到的化疗副反应,所以很多患者一听到化疗就谈虎色变、敬而远之,担心"小身板"撑不住化疗。目前大多数类型的白血病,尤其是急性白血病,化疗仍然是比较重要的治疗方式,希望通过科普化疗的过程、并发症及注意事项,可以帮助患者勇敢面对化疗。

2.2.1 白血病化疗是怎么做的? 多久一次? 为什么要插外周中心静脉导管(PICC管)?

白血病的治疗不同于普通疾病治疗,需要经过一个较长的过程。在急性白血病的治疗中,化疗大体分两个阶段。第一个阶段称"诱导缓解"阶段,尽可能将患者体内的白血病细胞基本杀灭,也就是医生口中提到的"完全缓解"。达到"完全缓解"后,患者体内实际上还有一定量的白血病细胞,需乘胜追击、巩固维持化疗,谨防它们"卷土重来",此乃第二个阶段。大多数急性白血病患者化疗频率为1疗程/月,根据化疗方案、化疗并发症、疾病的状态,以及患者耐受程度来制订。所以,每位患者的化疗疗程、间隔时间需结合每位患者的具体情况来决定。在化疗过程中,化学药物主要通过静脉血管输注,由于药物对血管是有损伤的,可能会使患者血管变细、变硬、弹性下降、发生静脉炎等。而PICC管是通过从外周静脉插入而进入到深静脉中的导管,通过其进行化疗,使药物对血管的损伤最大程度减少,从而降低静脉炎的发生概率,保证化疗的顺利进行。

2.2.2　化疗会脱头发吗？会拉肚子吗？有什么常见的化疗并发症？

传统化疗药物不能识别白血病细胞和健康细胞，在杀伤白血病细胞的同时，也会对正常细胞造成损伤，特别是对增殖非常快的细胞，如毛发、消化道黏膜细胞等，所以脱发、恶心呕吐是化疗最常见的并发症。因损伤了正常细胞导致"造血工厂（骨髓）"在一段时间内"罢工"，出现血细胞严重减少，导致感染、出血、贫血的发生，也是较常见的并发症。另外，化疗药物跟随血液循环通过肝脏、肾脏代谢，可能导致肝肾损伤等不良反应发生。但是，医生会根据情况及时给予处理，尽可能减轻不良反应及严重并发症的发生。

2.2.3　化疗期间有什么忌口吗？能吃火锅吗？能吃海鲜吗？

对于化疗期间饮食的要求，总结起来为以下两点：第一，干净卫生。化疗期间患者免疫力较为低下，如果吃了不干净的东西会容易拉肚子，引起感染等并发症。第二，营养且容易消化。除此之外，在使用特殊药物时，可能对饮食会有更加特殊的要求，比如在治疗急性淋巴细胞白血病的化疗药物中有一种药物叫门冬酰胺酶，在使用该类药物的过程中会要求患者饮食清淡低脂，主要是为了避免加重胰腺负担降低胰腺炎发病率。所以，在医生或者护士没有交代特殊要求的情况下，常规的要求就是干净卫生、营养、易消化，没有特别种类食物需要忌口。

2.2.4 化疗后要注意什么？如何看门诊？门诊检查结果如何处理？出现发热腹痛等急诊情况应该怎么处理？

化疗后要注意定期监测指标及门诊复诊。医生通常会叮嘱患者在化疗结束之后两到三个星期之内进行每周两到三次血常规、肝肾功能的监测，医生可以通过检查结果及时准确判断疾病变化并给予相应处理，这是保证患者出院后安全和管理非常重要的一环。对于门诊的检查结果，患者可以进行初步判断。判断的知识来源有两点：第一，在住院期间，可以看到医生根据检查结果所作出的处理。俗话说久病成医，对于化疗之后出现的例如白细胞、血小板减少，血红蛋白偏低等情况的处理，这类知识可以在住院期间获取。第二，医生会将出院后检查结果的相关知识详细写在出院小结后面，包括一些检查指标危险界限的值以及如何处理等。所以患者可以初步解读检查结果并做出判断是否需要立刻就医。若患者在院外出现病情变化，包括发热、出血、腹痛腹泻等症状，应立即前往就近医院就诊，避免延误病情造成严重后果。

2.2.5 化疗结束出院后如何进行自我管理？

患者在化疗结束出院后的自我管理主要分为三点：第一，

放松和休养。因化疗产生的副作用，身体各方面可能都会出现并发症，对生活产生较大影响，所以出院首先是放松心情、调养身体。第二，自我健康管理。避免受凉、注意个人卫生，保持口腔、肛周卫生，遵医嘱服药，勿自行减停药物。第三，家属的陪伴同样十分重要。一方面，鼓励患者理性面对疾病、树立战胜疾病的信心，减少患者的紧张情绪；另一方面，保证患者营养卫生饮食，做好"后勤"保障。

化疗的不良反应因人而异、因药而异，相信随着医学的进步及临床经验的积累，化疗的副作用会越来越轻，安全性会越来越高，并且随着靶向治疗、免疫治疗的加入，化疗的强度也在逐渐降低，毒副反应将越来越小。患者不用盲目恐惧，积极配合治疗及做好日常护理，其实化疗并没有那么可怕。

（南方医科大学南方医院　周红升）

2.3　靶向治疗

骨髓是人出生后血细胞生长发育的主要场所。当血细胞生长发育遭遇内外打击后，血细胞发育遇到障碍而停留在原始阶段，即为白血病细胞。在人体内，白血病细胞无正常细胞的作用，但它具备无限增殖的能力，汲取和占领了正常血细胞生长发育所需的营养和空间，进一步阻碍正常细胞的产生。这可通俗理解为：骨髓是田地，血细胞是庄稼，内外打击是虫害、坏天气等，而白血病细胞就是杂草。白血病的治疗就是

"清除杂草、恢复庄稼生长"的过程。传统手段包括化学治疗、放射治疗和造血干细胞移植。化学治疗（简称化疗）是指应用细胞毒性化学药物进入血液循环全身从而杀灭白血病细胞的一种治疗方式。从治疗范围上看，它具有广泛性，但"敌我不分"，既杀伤白血病细胞，又杀伤正常血细胞，可谓是"杀敌一千自损八百"，因此副作用较多（图2.9）。放射治疗（简称放疗）是利用射线杀死白血病细胞的一种治疗手段。它适合部分白血病患者，如特殊部位白血病（化疗药物不易到达脑、睾丸、皮肤等）、白血病髓外侵犯危及生命（髓外侵犯压迫气管等），以及需接受造血干细胞移植的患者。造血干细胞移植是大多数白血病患者治愈的重要手段，在进行移植前，患者需经历大剂量全身放、化疗以尽可能将体内残留的白血病细胞清

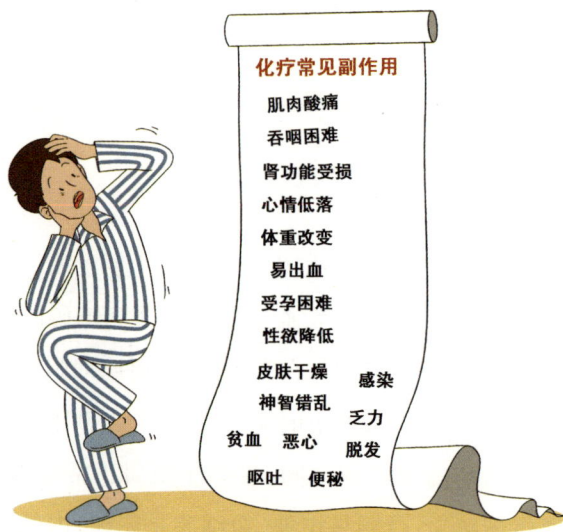

图2.9　化疗常见副作用

除，为准备植入的造血干细胞腾出生长的空间。在这个过程中，正常血细胞也不幸被杀死。随着基础和临床科学家对癌症生物学理解的增加，近年来许多毒性反应低、效率高的靶向药不断被用于白血病患者的治疗。

2.3.1　什么是靶向治疗？

靶向治疗就是利用靶向药物对白血病进行治疗。靶向药物被通俗理解为"制导导弹——能准确命中目标的导弹"，它与传统化疗药物"敌我不分"的作用机制不同，它是以肿瘤细胞特有的特征（癌细胞表面或者内部特定蛋白）进行"精准打击"，有效避免了对正常血细胞的无差别伤害，因此毒副作用相对较小，同时提高了疗效（图2.10）。靶向治疗开启了白血病精准治疗的新时代。

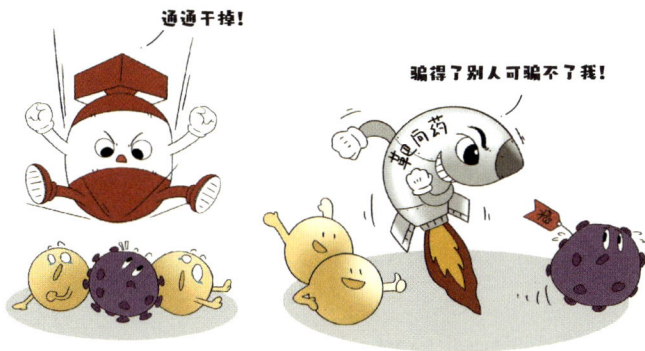

图2.10　传统化疗药物和靶向药物的区别

2.3.2 靶向治疗的方式和作用机制有哪些?

目前靶向治疗有两种方式,一种是使用小分子药物,因其分子量较小,能轻松进入白血病细胞内部,识别明确的致癌基因或细胞内增殖凋亡信号,以此发挥治疗作用;另一种是使用单克隆抗体,通过识别白血病细胞表面的特定靶标(抗原)以此发挥治疗作用。这两种治疗方式主要涉及四种作用机制:

①人体内的健康细胞在接到"上级通知(增殖信号)"后才会分裂扩增,但肿瘤细胞"不服管教",私自改变蛋白结构且不受控制疯狂生长分裂,药物靶向阻断肿瘤细胞"无限增殖"能力,让肿瘤细胞停止"疯长";

②靶向结合肿瘤细胞,释放毒性物质杀死肿瘤细胞或对其造成损伤,让它不能在体内"为非作歹",但并不结合及杀伤体内没有靶点的正常细胞;

③狡猾的肿瘤细胞伪装自己逃过免疫系统的"制裁",靶向药物标记肿瘤细胞,刺激机体的免疫系统识别并攻击肿瘤细胞;

④肿瘤细胞通过血液吸收持续供应的氧气和营养,靶向药物通过抑制血管生成,阻断肿瘤细胞的营养来源,"饿死"肿瘤细胞。临床上,靶向治疗可采用口服、注射或静脉输注等给药方式。

2.3.3 白血病中常见的靶向治疗有哪些?

急性髓系白血病(AML)在诊断时常检测出许多基因突变或融合基因异常,这些基因异常决定了对患者预后的影响。

比如FLT3-ITD突变,它是AML不良预后的常见信号之一,该突变阳性的患者存在疗效欠佳、复发率高的情况,而靶向药物FLT3激酶抑制剂(如米哚妥林、奎扎替尼、吉瑞替尼)的加入,大大提高了整体疗效。AML其他常见的靶向药还包括IDH1/IDH2抑制剂(如艾伏尼布、伊那尼布)、SMO抑制剂(如格拉吉布)和BCL-2抑制剂(如维奈克拉)等。急性早幼粒细胞白血病(APL)是一种特殊类型的AML,曾被认为是最为凶险的白血病。因发现全反式维甲酸、三氧化二砷可以靶向致病基因PML-RARa,使APL成为治愈率最高的急性白血病。

慢性粒细胞白血病(CML)是一种以白血病细胞内存在BCR::ABL1融合基因为特点的血液系统恶性疾病,格列卫(药品名:伊马替尼)是首个被研发用于靶向治疗CML的酪氨酸激酶抑制剂(TKI)。2018年,电影《我不是药神》的热映使得"格列卫"走进人们的视线,并被大家所熟知:它通过靶向抑制BCR::ABL1癌蛋白的激酶活性,使白血病细胞凋亡,将原来致死率很高的CML变成了"慢性病",可达正常寿命。目前,研发上市的TKI还包括达沙替尼、尼洛替尼、博舒替尼、甲磺酸氟马替尼、普纳替尼和奥雷巴替尼等。在急性淋巴细胞白血病(ALL)中,分别有25%和5%的成人和儿童患者也可检测出BCR::ABL1融合基因,故TKI也是该亚型ALL患者治疗方案的重要组成部分。

此外,在白血病细胞表面,CD19、CD20、CD22、CD38等免疫抗原也是白血病患者常用的治疗靶点,以这些靶点研发的抗体偶联药物(ADC)和单克隆抗体(如美罗华、贝林妥欧单抗等)

可以准确识别并杀灭白血病细胞，大大改善了白血病的预后。

靶向药物的出现改变了白血病的治疗方式，从传统化疗到对化疗、靶向药物、造血干细胞移植的联合方案探索，同时，患者的生存质量和结局也得到了明显改善。但靶向药物也有局限性，其一，靶向药物易产生耐药，治疗过程中需规范监测及时更改治疗方案；其二，因为并不是所有患者都有适用的靶点，所以强调白血病患者诊断时做全面的评估，针对患者的健康状况、合并症以及不同分子亚型制定不同治疗策略，更具个性化。

（首都医科大学附属北京朝阳医院　主鸿鹄）

2.4　细胞免疫治疗

随着细胞生物学、免疫学等学科的发展，新的治疗方法不断出现，细胞免疫治疗也有了大的突破，为难治复发白血病患者提供了新的治疗手段。细胞免疫治疗是通过采集人体自身免疫细胞，经过体外培养"扩编军队"，或加配"导航系统"将免疫细胞升级为"制导导弹"，然后再回输到患者体内杀伤体内病原体和肿瘤细胞的一系列治疗方法。目前大热的"抗癌针"——CAR-T细胞治疗就是其中一种。

2.4.1　神奇的CAR-T细胞治疗到底是什么？

CAR-T细胞治疗的中文名字叫嵌合抗原受体T细胞治

疗,它集抗体的抗原特异性识别能力和T细胞的肿瘤杀伤能力于一身,因此被誉为"活的药物"。T淋巴细胞简称T细胞,是人体的免疫细胞,是人体抵御疾病感染及肿瘤的英勇斗士。肿瘤细胞本应被人体T细胞攻击并清除的,但肿瘤细胞生性狡猾、擅长伪装,它们通过伪装自己,让T细胞误以为是正常细胞,成功躲过T细胞的识别及攻击,然后扎营在人体内为所欲为。科学家使用基因编辑技术在从患者体内收集的T细胞表面添加一个识别肿瘤细胞的"定位导航系统",即嵌合抗原受体(CAR),便可直接识别到肿瘤细胞表面抗原而无须在原地等待"士兵"传递"敌人"信息,这个技术等于是给T细胞开了"识别外挂",将T细胞改造成"超级战士",并予以扩增,组成"军团",使其回到患者体内后可以更快、更准、更狠地阻击

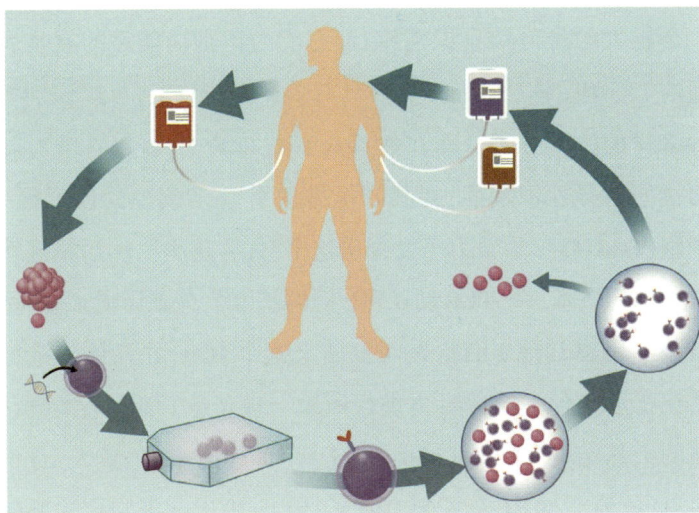

图2.11 CAR-T细胞治疗的原理

肿瘤细胞(图2.11)。CAR-T制备的主要过程包括:收集患者血样进行T细胞分离,T细胞活化转导,CAR-T体外扩增,CAR-T回输,回输后临床监测与管理。

　　CAR-T细胞治疗起效快、缓解率高和缓解时间长,其临床疗效和安全性已在多项临床试验中得到验证,目前已经在血液系统肿瘤治疗上取得非常好的疗效。CAR-T细胞治疗针对难治复发的急性淋巴细胞白血病(ALL)有效率在90%以上,其疗效令人振奋,无疑为白血病患者带来了新的希望。

2.4.2　其他的免疫细胞可以用于治疗吗?

　　人体内的T细胞由于受到多种抗原信息的刺激,形成了一个巨大的身份信息识别库,而它们的识别功能靠的就是表面的T细胞受体(TCR)。TCR具有多样性的特点,可以识别多种多样的抗原分子。而在数目众多的TCR中,就存在着对肿瘤抗原特异性识别能力强的"优秀选手"。T细胞受体工程T细胞(TCR-T)疗法致力于发掘出这个"优秀选手",然后将其赖以识别的资本——TCR的α和β链的基因信息破译出来,通过基因编辑在其他T细胞表面也插上这个TCR,并在体外进行活化扩增达到一定数目再进行回输。TCR是T细胞上本就存在的天然结构,可以直接接收"士兵"传递而来的"敌人"身份信息(抗原肽-MHC分子复合物)。因此,TCR-T细胞疗法靶向性好、安全性好,不易引起机体排斥。

细胞毒性T淋巴细胞（CTL）疗法：T细胞家族分为CD4⁺T和CD8⁺T两大主要亚群，后者即为细胞毒性T淋巴细胞（CTL），是家族里真正的"杀手"，它可以直接放出"穿孔素"和"颗粒酶"两大重磅武器，直接使细胞全身溶解而死，也可以通过表面的FasL配体与"敌人"身上的FAS相接触，给"敌人"一个死亡信号让其自杀而亡。除此之外它还可以分泌多种细胞因子来"呼朋唤友"一起围堵"敌人"或直接作用于"敌人"造成伤害，业务能力十分出众。细胞毒性T淋巴细胞疗法即用肿瘤蛋白在体外将这部分"优秀员工"筛选出来进行扩增回输，增加它们的数量，使之发挥更强大的抗肿瘤效应。

肿瘤浸润淋巴细胞（TIL）疗法：通常包括多种类型的淋巴细胞，包括T细胞和自然杀伤细胞（NK细胞）等，其具有强大的肿瘤识别和打击能力，但是在群敌环伺的环境中往往会寡不敌众。在体外将肿瘤组织中的TIL筛选富集出来，进行扩增后再回输入患者体内即为TIL疗法的基本过程（图2.12）。研究发现，肿瘤组织中的TIL功能受到抑制，其原因部分来自肿瘤微环境内高表达的PD-1/PD-L1分子。研究者发现将TIL疗法和PD-1及其配体PD-L1抑制剂联合起来，能够更有效地发挥抗肿瘤作用，在实体肿瘤治疗领域具有较好的临床应用前景。

自然杀伤细胞（NK细胞）疗法：NK细胞是除B细胞和T细胞以外的第三大淋巴细胞，其常年战斗在保卫人体健康的第一道防线上，是当之无愧的先锋。与需要识别"敌人"身份

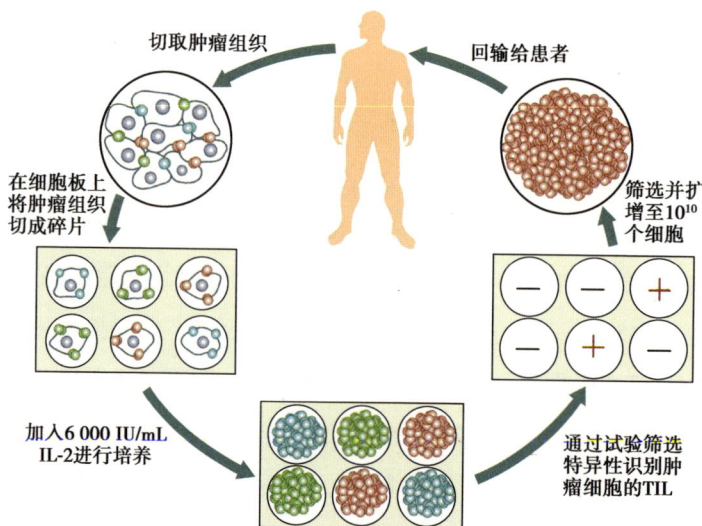

切取肿瘤组织　　　　回输给患者

在细胞板上
将肿瘤组织
切成碎片

筛选并扩
增至10^{10}
个细胞

加入6 000 IU/mL
IL-2进行培养

通过试验筛选
特异性识别肿
瘤细胞的TIL

图2.12　TIL疗法

信息的T细胞不同,NK细胞不需要DC等抗原提呈细胞来传递"军情",所以它对肿瘤的杀伤也不具有特异性。NK细胞在"开火"前会先检查"通行证",而MHC-Ⅰ类分子就是"友军"所持的通行证,异常细胞往往没有这张"通行证"而引发NK细胞亮起"红灯",开启对它们的杀伤。对NK细胞也可以进行嵌合抗原受体(CAR)改造,使其获得对肿瘤细胞的特异性识别能力而无须再检查"通行证"了。与CAR-T细胞治疗法相比,其最大的优势在于不会引起移植物抗宿主病(GVHD),这意味着可以从一个供体中制备多个剂量的CAR-NK细胞来治疗多个患者。另外,CAR-NK细胞在体内一般只能持续几天或几周,所以需要多次回输,但也正因如此,其安全性较强(图2.13)。

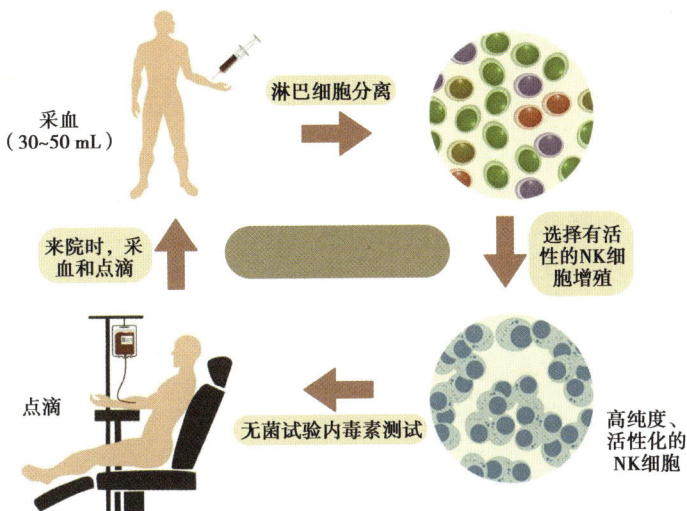

图2.13　NK细胞疗法

树突状细胞(DC)疫苗疗法：树突状细胞因其成熟细胞具有很多树突状突起而得名,具有强大抗原提呈能力,即将外来的病原体和体内病变产生的异常蛋白进行摄取、加工和处理,并可以将之提呈到细胞表面。如果说T细胞是机体重要的免疫卫士,负责监视和攻击机体内的"不法分子",那么DC则是T细胞麾下负责传递消息的"士兵"。当T细胞得到消息后,就知道了此次来袭"敌人"的真实身份,从而可以准确进行反击。DC疫苗是通过分离患者血液内的单核细胞并进行诱导使之形成未成熟DC,随后用肿瘤来源的抗原刺激其形成成熟DC,此时成熟DC已经获得"敌人"身份信息了,将这部分"士兵"注射到患者体内,其可迅速将信息传递给机体内休兵止战的T细胞,随后T细胞活化增殖形成大部队去寻找带有这种身份信息的肿瘤细胞并歼灭它们。DC疫苗疗法的安全性和有效性均已得到验证,目前主要应用于实体肿瘤领域。

细胞免疫治疗的重大突破为肿瘤患者带来了新的希望。在白血病治疗领域,虽然以CAR-T细胞治疗为代表的细胞免疫治疗挽救了很多难治复发的白血病患者,但在临床应用中,CAR-T细胞治疗也暴露出了相关毒副作用、治疗持久性、耐药性等问题。科学家们仍在不断通过各种努力来完善和改进细胞免疫治疗技术,未来希望通过大家的努力,相信最终可以攻克癌症。

（华中科技大学同济医学院附属协和医院　梅恒）

2.5　造血干细胞移植

造血干细胞移植(HSCT)其实就是老百姓口中常常提到的"骨髓移植"。以前医生通过抽取骨髓的办法来获取造血干细胞,但是现在我们也可以从外周血、脐带血中获得造血干细胞。目前造血干细胞移植成了更常用的术语。当患者的骨髓受到肿瘤细胞侵犯或患者的骨髓细胞增殖受到抑制时,把正常的造血干细胞输入到患者体内,使得患者造血功能和免疫功能得以重建恢复的这种治疗方法,叫作异基因造血干细胞移植。全球范围内采用造血干细胞移植治疗多种恶性和非恶性血液系统疾病,例如急性髓系白血病、急性淋巴细胞白血病、淋巴瘤、多发性骨髓瘤、重型再生障碍性贫血、原发性免疫缺陷病等,造血干细胞移植目前是治疗以上疾病的有效手段。当然,异基因造血干细胞移植是治愈白血病的重要手段,同时也是治疗多种实体肿瘤的手段之一。

2.5.1　什么是造血干细胞?

　　要了解造血干细胞移植,首先要了解什么是造血干细胞。在我们的骨髓中,生长着一类特殊的细胞,它是所有造血细胞和免疫细胞的起源,具有高度自我更新及增殖能力。一方面,可以分化为各种血细胞前体细胞,最终生成各种血细胞成分,比如淋巴细胞、中性粒细胞、红细胞和血小板等;另一方面,具有高度自我更新能力及增殖能力,使其保持自身数量,这就是造血干细胞(图2.14)。

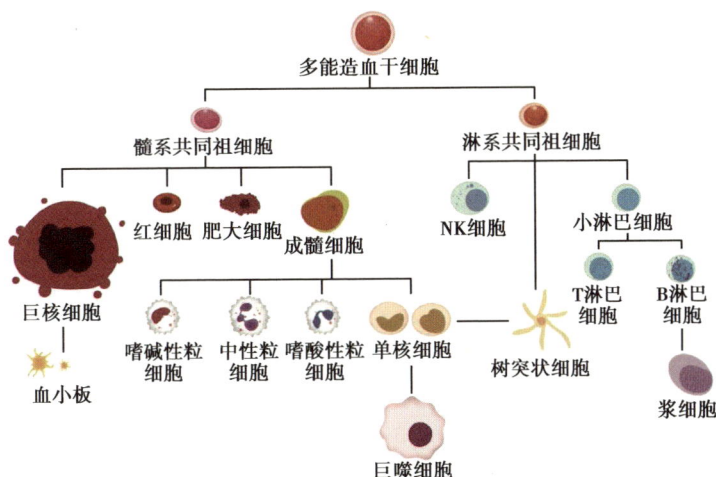

图2.14　造血干细胞及其分支

2.5.2 造血干细胞移植的分类有哪些?

根据造血干细胞来源的不同,分为外周血造血干细胞移植、骨髓造血干细胞移植和脐带血造血干细胞移植。根据造血干细胞移植来源于自身或者他人,分为自体造血干细胞移植和异基因造血干细胞移植。异基因造血干细胞移植是治愈急性白血病患者的重要手段,包括单倍体异基因造血干细胞移植(父母亲供给孩子、孩子供给父母亲或兄弟姐妹同胞)和HLA全相合造血干细胞移植(亲属间、骨髓库无关供者)。

2.5.3 为什么要用造血干细胞移植治疗白血病?

化疗是治疗白血病的主要方法。白血病化疗缓解后虽继续采用巩固化疗和维持化疗的方法,但大部分患者仍然会在1~2年左右复发,尤其是高危患者而且长期无病生存率低。同时需要注意的是,化疗药物对骨髓有毒性,这使得化疗药物剂量受到限制,化疗药物剂量不能无限增加,剂量的限制也导致对白血病杀伤力的限制。

造血干细胞移植的预处理阶段可以使化疗药物剂量增加到常规化疗的3~5倍以上,尽可能杀伤体内残留的白血病细胞,同时又能通过造血干细胞移植重建患者的造血功能和免疫功能。对于相对年轻的中高危急性白血病患者,化疗缓解后更多采用异基因造血干细胞移植能够提高长期无病生存率。重要的是异基因造血干细胞移植后,患者重建的免疫功能有别于患者移植之前自身的免疫功能,它具有移植物抗白血病作用,可进一步清除残留在患者体内的白血病细胞,从而使患者得到治愈。

2.5.4　白血病患者的造血干细胞移植时机如何选择?

白血病患者进行造血干细胞移植的时机选择很重要。对急性白血病患者来说,在第1次完全缓解期进行移植是很好的时机。此时患者体内的白血病细胞总量较少,化疗药物对器官的累积毒性相对较轻,白血病细胞对化疗或(和)放疗还较为敏感,因此残存的白血病细胞就容易被移植预处理中的大剂量化疗药物或(和)放疗,以及移植物中含有的免疫细胞清除。同时,由于此阶段化疗药物对器官的累积毒性相对较轻,患者对于移植预处理中的大剂量化疗药物或(和)放疗也相对容易承受。当然,移植时机会受到许多因素的影响,比如受者、供者的年龄、健康状况等,建议具体移植时机与主管医生讨论商量。

2.5.5　造血干细胞移植术怎么做?

造血干细胞移植是患者先接受超大剂量化疗或(和)放疗(这在造血干细胞移植中被称为"预处理"),清除体内的肿瘤细胞比如白血病细胞,然后再将供者(异体)或者患者本人(自体)的造血干细胞回输到患者体内,重建患者正常的造血功能和免疫功能。

①预处理。预处理是在输注造血干细胞前对患者进行的大剂量化疗或（和）大剂量放疗，这是为了尽量杀伤体内残留的白血病细胞，为造血干细胞植入准备"移植空间"，同时清除或抑制一些影响、妨碍造血干细胞定植的因素。此外，预处理还可以抑制供者、受者双方的免疫系统，避免产生排斥，减少移植物抗宿主病。

②干细胞的采集。造血干细胞的来源有三种：骨髓、外周血、脐带血。骨髓是人体造血的重要器官，可通过骨髓穿刺抽取含有造血干细胞的骨髓和血的混合液。也可通过皮下注射粒细胞集落刺激因子（G-CSF），将骨髓中的造血干细胞释放到外周血中，通过血细胞分离机从外周血收集造血干细胞，这是目前临床采集造血干细胞常用的方式。另外，脐带血中也含有大量具有增殖活力的造血干细胞。

③回输造血干细胞。输注的方式是静脉输注。静脉输注后，造血干细胞会在24小时内归巢，可以理解为"回家"。造血干细胞输入体内后会随着血液循环植入骨髓干细胞巢内，在干细胞巢内开始形成造血灶并自我复制。

④移植后并发症的处理。造血干细胞移植是一个技术含量很高的治疗方法，虽然是白血病等血液系统疾病很好的治疗手段，但移植后还是可能会出现各种并发症，比如移植物抗宿主病、感染、出血，严重时有可能危及生命。所以，造血干细胞在患者体内有没有植活，植活后有没有出现脏器毒性，患者有没有感染、有没有出现移植物抗宿主病、白血病有没有复发

等还需密切监测和处理。但是不能否认,在密切的监测和处理下,造血干细胞移植为白血病等血液系统疾病带来了很好的治疗效果。

2.5.6 捐献干细胞对人体有伤害吗?

前面提到,造血干细胞有高度自我复制、自我更新能力。捐献造血干细胞大约1周后,血液中的血细胞可以恢复到原来水平。通过血细胞分离机从外周血收集造血干细胞,这是目前临床采集造血干细胞常用的方式。单倍体造血干细胞移植会穿刺骨髓抽取含有造血干细胞的骨髓和血混合液。但临床捐献造血干细胞一般不会损害供者健康,但却能为挽救患者生命提供重要帮助。

造血干细胞移植是治愈白血病的重要手段,为白血病患者获得长期无病生存提供机会。希望医生、患者、供者、家属一起努力,推动白血病患者走向治愈,恢复正常生活和工作。

(重庆医科大学附属第二医院 黄曦)

2.6 支持治疗

如果说骨髓是一块田地,造血干细胞是种子,那么正常血细胞就是田里种子长出来的庄稼,包括红细胞、白细胞和血小板。人体必须有"庄稼"才能活,因为这些"庄稼"维系着人体的基本需求,包括运输氧、营养及代谢废物,杀虫和止血等。而白血病细胞是"庄稼"生长过程中变种、变异长出来的"杂草"。治疗白血病就是"除草换种",在使用"除草杀虫剂"(化疗)时可能会误伤其他脏器,并且"庄稼"和"田地"也会受到影响。血液科医生在治疗期间对其他脏器、"庄稼"、"田地"的保护,就是我们所说的白血病支持治疗。

2.6.1 化疗是不是杀死白血病细胞越快越多越好?

当"杂草"丛生,白血病细胞肆意席卷整块"田地",数目高达数十倍之多,就形成高白细胞血症。这时候如果给予强烈化疗,化疗杀死白血病细胞过快、过多是有危险的。因为大量的白血病细胞在短时间内被破坏,大量"有害"物质堆积在体内无法排除,有发生肿瘤溶解的风险,也易引起并发电解质紊乱、肝肾功能衰竭、心脏骤停等风险。

2.6.2 怎么才能又快又安全地降低大量白血病细胞?

启动"除草利器"——血细胞分离机,以精准分离除"草",不伤"庄稼"。整个过程类似捐献血小板,将血液从身体里面抽出来,利用分离机把白血病细胞分离掉,剩余血液成分再回输到身体,短期内可急速减少白细胞的数量。

2.6.3 怎样预防化疗时误伤到其他脏器?

常见误伤的脏器有心、肝、肾。化疗前应用查血、彩超等评估功能,对存在功能不全的患者,选择低毒的特殊制剂联合保护脏器的药物,同时避免使用存在脏器损伤风险的保健品等。

2.6.4 白血病患者化疗后具体怎么去支持治疗?

化疗后正常的血细胞寿命缩短,并且会抑制干细胞活性,一段时间内"种子"不能长出新的血细胞,我们称为骨髓抑制期。白细胞、红细胞、血小板的缺乏,引发了出血、感染、严重贫血等并发症。这时候,需要医生团队支持治疗、帮助患者度过危险期(图2.15)。

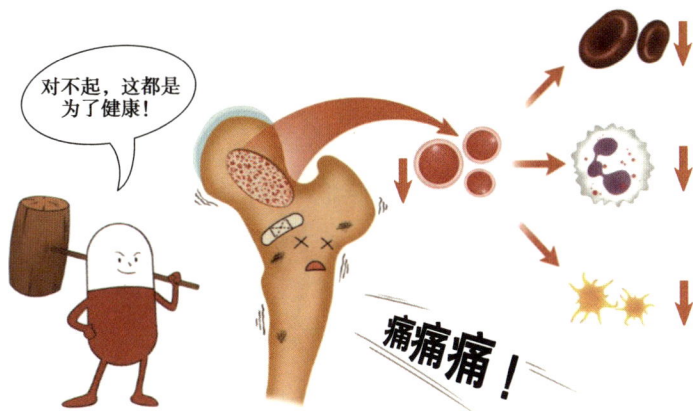

图2.15 支持治疗

①防治感染。"庄稼"中的白细胞负责打杀"害虫",但现在"兵少敌多",唯有外修"城池"和内练"精兵",才能发挥防治感染的作用。层流病房、层流床、普通房间空气消毒就是修筑的"护城河";口腔、皮肤和肛周这些部位没有了平日的"重兵"把守,内部潜伏的"害虫"蠢蠢欲动,加强这些部位的护理就是加盖"堡垒"。给予粒细胞集落刺激因子可加快能"打仗"的白细胞生长,增加可战斗"士兵"的数量,避免或者减少病原菌感染。进行经验性广谱抗菌治疗就是练起了"护体神功"。

②快速提升血细胞。最直接的方法是成分输血支持。在红细胞、血小板低于安全线时(血红蛋白 < 60 g/L,血小板 < $20×10^9$/L),需外来"粮食"(输血、输注血小板)给予支援。因为红细胞负责转运氧气及二氧化碳,而血小板起止血作用,如果数目过低可能引发脏器缺氧、重要器官出血等严重并发症,此时应直接搬"救兵",即输注他人的红细胞和血小板以缓解贫血和出血症状。

③营养支持。"除草"和"换种"过程对"田地"有损坏,须给"田地"施肥。建议患者食用高蛋白、高热量、易消化的食物,但治疗期间患者可能出现食欲下降,甚至不能进食的情况,必要时经静脉注射补充营养,以维持水、电解质平衡。

支持治疗为白血病患者的整个治疗过程保驾护航,减少并发症的发生,提高患者的耐受性,支持治疗可以给予患者继续治疗的动力,并帮助患者安全度过每一次化疗及重要的造血干细胞移植手术,最终帮助患者走向治愈。

(重庆市人民医院　徐诒芝)

2.7　中医和中西医结合治疗

西医治疗白血病主要采用化疗及造血干细胞移植。很多患者在诊断白血病时,因惧怕化疗的副作用,或者因经历了化疗带来的"身心折磨"后,常常会询问医生是否可以用"吃中药"来代替化疗,或者是否可以采用中西药结合的治疗方式。其实,在中医学里并没有白血病这个病名。中医根据白血病临床表现将其归为"急劳""虚劳"等,患者在劳累疲倦、情志失调、免疫系统紊乱等诱因下,结合人体易感性基因的存在等原因,从中医角度讲,将造成患者体内虚损、阴阳失和、温热毒邪内攻骨髓,从而引发病症。但中医在治疗白血病方面也有它独特的地方,如著名的三氧化二砷治疗急性早幼粒细胞白血病(APL)是从中药砒霜中发现的,它既是毒性中药,也是治疗白血病的重要药物之一。这是中医药在治疗血液病方面作出的巨大贡献。

2.7.1　中医可以治好白血病吗?

目前还不能仅依靠中医的方式来治疗白血病,中医治疗更多用于白血病治疗缓解后。当患者病情处于稳定及维持治疗状态,患者接受化疗过程中出现恶心、食欲不佳等症状时,选择中药也有很好的效果。我们建议中西医结合治疗,从中医的整体观入手,不仅治疗单独的疾病,更是调节人体自身的体质。中西医结合治疗血液病模式从无到有,从最初单独分治,到中西医结合充分发挥不同思维模式整合带来的优势,不仅能提高疗效,还能改善药物带来的不良反应,弥补单一疗法的劣势。

2.7.2　中西医结合如何治疗白血病?

根据白血病的不同阶段和分型,采用中西医结合的综合治疗、序贯治疗和交替治疗是目前常用的方案。可以充分发挥中医、西医的优势,优势互补,取长补短,以取得更好的临床疗效。例如在化疗间歇期结合中药,调整患者机体免疫力功能,达到"扶正祛邪",改善患者化疗后产生的副作用,包括容易感染、食欲不佳、恶心、乏力、怕冷等症状,还可以增强患者抗病能力,协助化疗药物消灭残留白血病细胞。中西医结合治疗在提高患者生存质量和延长生存期方面疗效显著。

2.7.3　中西医结合治疗在治疗白血病哪些方面疗效突出?

中西医结合治疗在诱导化疗期、化疗中和化疗后可以起到减毒增效作用。白血病患者比较虚弱,通过中药及药膳调理,可改善患者体质,促进患者恢复;可对抗化疗副作用,促进受化疗损伤的消化道黏膜细胞、心肝肾及其他器官组织细胞功能的恢复,保护毛囊细胞,减少脱发;可促进保护正常造血功能骨髓的恢复,防止化疗药物引起严重的骨髓抑制,促进正常造血免疫功能的恢复,缩短骨髓抑制期,提高身体对化疗的耐受性,使化疗可足量、足疗程规范进行。中药配合化疗,可增加化疗敏感性,逆转耐药性,使白血病细胞恢复对化疗药物的敏感性,提高白血病患者缓解率和无病生存率。同时,中西医结合治疗对改善造血干细胞移植术后出现的相关症状也有很好的疗效。

2.7.4　针灸和艾灸这些中医非药物疗法也可以治疗白血病吗?

针灸和艾灸作为中医外治法能改善白血病治疗期间出现的相关症状,如四肢麻木、感觉障碍、运动障碍、呕吐、便秘等。艾灸神阙和足三里可以温补脾胃之气,改善腹痛、腹泻等消化道不适症状。艾灸中极、腰阳关和督脉可以改善乏力、腰痛、夜尿频繁等不适症状。另外也可以通过耳针改善患者失眠等症状。

2.7.5　吃虫草、灵芝等保健药品有用吗?

有的患者希望通过服用这类中药或相关保健品增强体质,甚至替代白血病的化疗,但这是不可行的。冬虫夏草、灵芝这类中药具有补气、安神的作用,现代研究发现它们与调节免疫功能有关。白血病患者病情缓解期间或出现特殊症状时可以少量服用以补充气血、增强免疫,但需避免过量服用。如果想长期服用这类药物,需在医院根据病情由中医师开具。补气、补肾的中药有很多,对于白血病患者体质有一定调节作用,经过中医师辨证施治后可以使患者获益。运用中西医结合治疗包括白血病在内的血液病是一种具有中国特色、兼顾标本的重要治疗方向。

中西医结合治疗白血病具备一定优势。在现代西医化疗、移植等技术基础上,通过中医整体观进行辨证施治,运用中药进行调理,共同起到"扶正祛邪"的作用。

（云南省第一人民医院 杨同华,

重庆市巴南区中医院 江艳）

2.8 白血病微量残留病的监测与随访

随着医学的发展和技术的革新,曾经让人怅然失色的白血病早已不是"不治之症"。很大一部分患者经过正规治疗,有效延缓了病情的进展,最大程度改善了生存预后。而最好的治疗效果需要医患双方共同努力,除了医生定制有效的个体化治疗方案外,治疗过程中对病情的监测也是患者达到最佳疗效的必要保障。所以对白血病患者,有一项重要任务,就是在每一个关键的治疗节点需定期返院随访复查、评估病情,其中最重要的检查之一就是对微量残留病的监测(图2.16)。

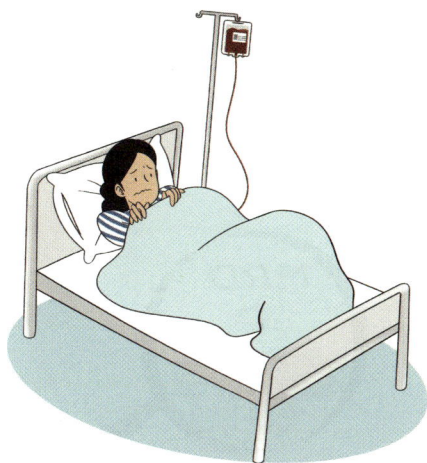

图2.16 监测病情

2.8.1 什么是微量残留病(MRD)？

微量残留病(MRD)并不像想象中那么神秘,它是指白血病患者经正规治疗(包括化疗、靶向治疗、异基因造血干细胞移植、嵌合抗原受体T细胞治疗等)获得完全缓解①后,体内残存少量白血病细胞的临床表现。

2.8.2 为什么要做MRD监测？意义何在？

很多患者对频繁进行骨髓穿刺复查MRD很排斥,但是这

①完全缓解,即白血病的症状和体征消失,外周血无原始细胞,无髓外白血病;骨髓三系造血恢复,原始细胞＜5%;外周血中性粒细胞＞1.0×10⁹/L,血小板＞100×10⁹/L。

就好比学生考了试不看成绩,白血病细胞在经过抗肿瘤药物的"厮杀"后仍然有一部分顽固地存活下来,并且普通的检测手段是无法将其测出的。它们躲藏在人体内等待有朝一日重振雄风、卷土重来,所以 MRD 是疾病复发的根源(图2.17)。

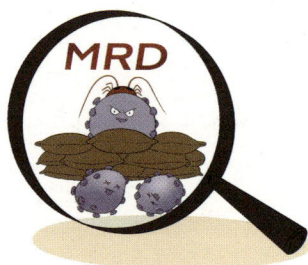

图2.17 万恶之源——MRD

同时,MRD 也是医生手上的指南针,用于评估患者对治疗疗效的反应状态。初诊患者经正规化疗两个疗程后 MRD 仍然呈阳性,需考虑疗效差、疾病的难治性,应及时酌情调整治疗方案(图2.18)。而 MRD 持续呈阴性的患者则提示疗效佳,预示有望获得长期的生存。

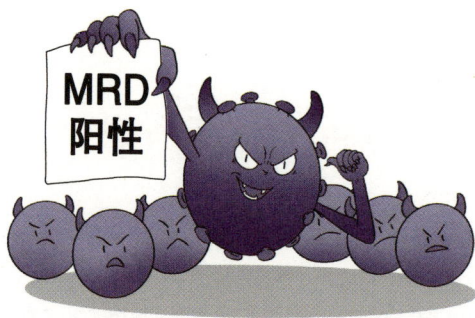

图2.18 死灰复燃"黑暗"势力

2.8.3　通过哪些方式来监测MRD?

　　MRD可以检测多种指标,细胞学上有流式细胞术(FCM),分子学上包括实时荧光定量聚合酶链式反应(qPCR)和二代测序(NGS)(图2.19)。而qPCR也包含了融合基因、突变基因、T/B细胞受体基因克隆性重排序列等。这样说来可能略显复杂,不同的病种有不同的检查侧重点。目前这三种检测手段中,流式细胞术因其经济相对实惠、检测时间相对较短而在各大医院应用最为广泛。当然,在初诊时合并了某些具有预后意义的融合基因和突变基因阳性的患者在治疗后随访复测,也是MRD监测的范围。

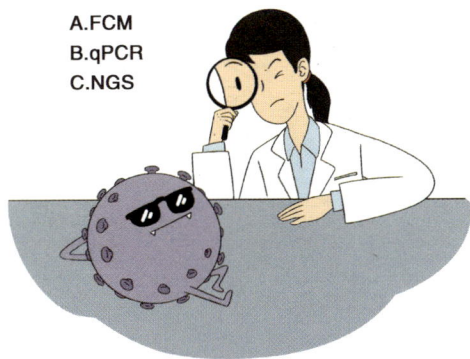

多选题：MRD的检测方式有(　　)。

A.FCM
B.qPCR
C.NGS

图2.19　MRD监测手段

　　下面就具体介绍最常用的流式细胞术在MRD中的应用。确诊白血病时我们通常会被医生告知自己是属于白血病中的哪一类亚型,不同的亚型在治疗方案和生存预后上也各有差异。

　　而想要确定具体的亚型，就得通过验明白血病细胞的"真身"来决定。我们体内的各种细胞都是由共同的细胞祖先——"造血干细胞"分化而来。而细胞在不同的分化发育阶段都有自己独特的身份标志，这就得交给我们的"流式细胞术"来查验，就像一个安检部门，使细胞内部和表面的身份标志暴露出来，以此来定位它属于哪一种细胞亚型的哪一分化阶段。这就是我们通常所提到的细胞免疫分型（即细胞表面或胞质内独特的抗原表达），也是每个细胞所持有的身份证（图2.20）。

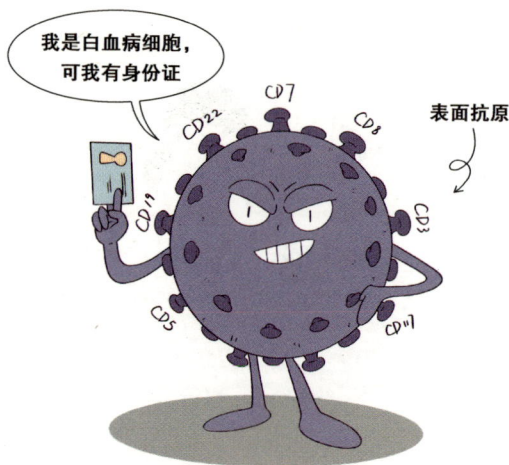

图2.20　细胞专属身份证

　　治疗后我们通过流式细胞术来监测MRD，即查验"身份证"抓出剩余的"顽固分子"，以此来评估治疗疗效、病情进展和复发的风险。

2.8.4 什么时候做 MRD 检测合适呢?

在白血病的整个治疗期间,患者都应该对规范的 MRD 检测引起重视。我们建议患者在诱导、巩固治疗的每个疗程结束后均应该评估 1 次 MRD。对于准备进行移植的患者,应在末次化疗结束后进行 MRD 检测。移植后半年内每个月评估 1 次 MRD,移植后半年到 2 年内每 3~6 个月评估 1 次。此外,对与本病相关的任何新发症状及发现可疑病情进展时,应随时进行 MRD 检测(图 2.21)。

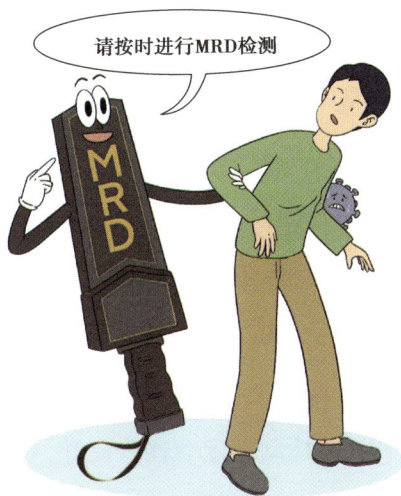

图 2.21 主动出击

2.8.5　MRD阴性就意味着痊愈吗？

实际上，白血病细胞的微小残留量与检测的灵敏度密切相关，目前流式细胞术灵敏度可达 10^{-3} 至 10^{-4} 水平。对于疾病的评估，除了形态学上的完全缓解，还包括细胞遗传学上染色体核型恢复正常、白血病流式报告微量残留为阴性、白血病相关基因定量检测阴性等。所以仅凭其中一项来判定 MRD 阴性是不准确的，这仅能说明依目前的检测水平未查见异常白血病细胞，但随着检测水平的逐步提升，也许依靠更深层次的检测水平，还能检测出残留的白血病细胞。

那这样说来似乎 MRD 阴性遥遥无期了？不然。医生所追求的深度 MRD 评估是对目前医疗技术提出的更高要求，不管是自身医技还是检测技术，这都是一个通力合作、齐力前进的过程，以求得患者能达到更深层次缓解。患者也千万不可怠慢了对疾病的定期监测，医患的"双向奔赴"，才能换来最好的结果。相信随着现代医疗手段、检测技术越来越多，越来越精细，MRD 的检测深度会逐步提升，对于疾病的评估也会更具权威性，将来一定能够实现真正意义上的 MRD 阴性（图2.22）。

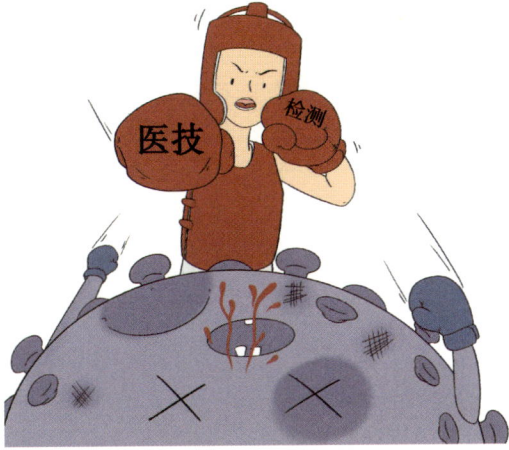

图 2.22　克敌制胜

（四川省医学科学院　李慧，

四川省人民医院　王依景）

第三章
白血病的重要并发症

3.1 感染概况

数据显示,自 2020 年起中国人的死亡原因排名,癌症已经跃居第一。在死亡率前十大癌症排行榜中,白血病榜上有名。为了攻克这一具有高度恶性的疾病,人类不断努力寻找攻克白血病的办法。现在通过化疗、靶向药物、免疫治疗、细胞治疗、造血干细胞移植等治疗手段,已经有越来越多的患者走向治愈。但在治疗过程中,仍然有部分患者因为并发症死亡,其中的头号大敌就是感染。我们需要了解感染的原因、积极采取措施预防感染的发生、及时预警识别和科学治疗感染,这样才能保障患者白血病治疗的顺利进行,并最终取得疾病治疗的胜利,乃至回归正常的社会生活。

3.1.1 白血病患者为什么容易感染?

①成熟粒细胞减少。这是白血病容易感染的主要原因。

当出现白血病时,骨髓中的恶性细胞常会明显增多,成熟粒细胞(也就是有抗感染功能的中性粒细胞)会逐渐减少,此时对细菌、病毒等入侵的抵御能力下降,所以特别容易合并感染。

②白血病细胞异常增殖。当出现白血病后,骨髓造血功能异常,血液内的白血病细胞异常增殖,在体内广泛浸润,释放致热源导致发热,同时这些恶性细胞会影响到正常白细胞的防御作用,抗感染能力就会下降,此时有细菌入侵时更容易出现感染。

③体内菌群失调。正常情况下,不同的菌种在身体中相互依存、相互制约,菌群会处在一种平衡的状态中。当患有白血病后,机体内的菌群会发生改变,有益菌减少,体内的菌群失调,机会致病菌增加,也容易引起感染。

④消化道黏膜损伤。消化道黏膜属于增殖型组织,易受到放化疗影响。大剂量化疗常导致口腔及胃肠道黏膜损害及溃疡,细菌及霉菌易通过黏膜屏障进入血液循环。

⑤化疗的副作用。对于白血病的患者,主要的治疗方式为化疗、造血干细胞移植和靶向治疗。在治疗过程中的用药,不仅会杀灭白血病细胞,正常白细胞常常也会受累,导致人体的细胞和体液免疫明显减弱,甚至发生重度骨髓抑制,所以会出现容易感染的现象。

3.1.2　感染为什么是白血病患者的主要死亡原因?

白血病是骨髓中大量的恶性白血病细胞不断增殖、分化,并在各器官浸润,导致组织中其他细胞增殖受限的一种疾病。如上节所述,白血病细胞会抑制正常白细胞生长,导致自身免疫力下降,同时白血病化疗后常会出现骨髓抑制期,长时间粒细胞缺乏(中性粒细胞 $< 0.5 \times 10^9/L$)导致增加感染风险,并且化疗过程中大量使用糖皮质激素和免疫抑制剂会损害人体免疫功能。因此,患者在此期间极易出现感染,甚至是复杂重症感染,极大增加了治疗难度,甚至导致患者死亡。

感染包括细菌、真菌、病毒等多种微生物感染。对于白血病患者,绝大多数感染的部位在肺部,其次为全身血流感染。肺部感染可以引发患者呼吸衰竭甚至弥散性血管内凝血从而导致死亡,而血流感染如败血症、脓毒血症等可能会导致患者感染性休克从而危及生命。其他的感染情况还有消化道系统如肠道、肝胆及腹腔感染,泌尿系统感染包括肾盂肾炎、膀胱炎以及颅内感染等,这些都是能直接导致死亡的致命因素。

现在多重耐药菌(MDROS)也越来越多见,用抗生素治疗多重耐药菌,但效果难以达到预期。有研究报道,在化疗早期死亡的急性白血病患者中,64%是由于感染所致。急性白血病强化化疗期间,感染性并发症更是一种常见且可能危及生命的情况,再加上用药禁忌和化疗的副作用,感染会不断加重,从而导致死亡。

3.1.3　如何降低严重感染的发生率?

①保持愉悦的心境。不好的心态、情绪会降低抵抗力,增

加感染机会,反之则会帮助患者提升免疫力。

②保证口腔清洁。口腔卫生对于白血病患者预防感染非常重要。口漱淡盐水或口漱口腔消毒液,特别对有牙周炎或有龋齿的患者更加重要。如有恶心呕吐,可采用生理盐水漱口,每日饭后、睡前含漱3~5分钟后吐出,一般500 mL的漱口液可用3~4天。发生口腔溃疡时,要坚持漱口,每2小时一次,局部用锡类散、冰硼散、龙胆紫等擦患处。小心清除口腔刺激物,用软毛牙刷刷牙,每日早晚各一次。有活动假牙的患者,每日应将假牙取出至少8小时,避免牙龈发炎。

③做好手卫生。注意双手保持清洁,指甲勤剪。饭前、便后及日常活动后应用香皂和流动的水洗手,保持皮肤清洁。

④做好便后清洁。每次大便后要注意会阴及肛周清洁,每日大便后用温水擦洗肛周或配制1:5000高锰酸钾坐浴,可有效避免肛周感染、脓肿。保持大便通畅,排便时不可过度用力(特别是血小板偏低的患者)。腹泻患者大便次数多,肛周皮肤薄弱,注意肛周擦拭的方法,纸巾要柔软细腻,擦拭时不可过度用力,避免擦破肛周皮肤,每次便后用碘伏水清洗,保证肛周清洁。有肛周药物的,在清洗完肛周后,及时涂药,可避免引起肛周感染。

⑤饮食卫生,预防肠源性感染。血液病患者除了要通过食物摄入足够的能量和营养,以提升抵抗力,同时,也要保证食物的洁净,防止"病从口入"! 要做到坚决不食生冷饮食及剩饭菜,不吃油炸、腌制、存放超过3小时的食物。食用水果应选择能够削皮的水果类,对于易烂的香蕉和不易清洗干净

的葡萄应尽可能不吃。碗、筷子、口杯等餐具要消毒,不可让其他人使用,食用前餐具要用开水冲烫或高温消毒后使用。

⑥预防呼吸道感染。养成戴口罩的习惯。空气中弥漫着细小的尘埃,这些尘埃黏附有许多细菌、病毒等微生物,在身体抵抗力低下时,吸进呼吸道很易引起感染。

⑦保持环境卫生。患者和家属都要积极做好个人卫生,衣服和被褥要勤洗勤晒。室内每日至少开窗通风2次,每次不少于30分钟,并要注意气流的方向,尤其是在冬春季节通风时注意不要让患者着凉、引起感冒。白血病患者易发热出汗,皮肤黏膜略有破损就容易引发感染,因此患者在注意预防感冒、防止受冻的同时,患者和家属还要注意保持床铺清洁干燥,衣物勤洗勤换。建议白血病患者一般冬季5~7天洗澡1次,夏季每天1~2次,特别注意皮肤褶皱处、会阴部、肛门周围皮肤,要勤换内裤,防止肛周感染。

⑧做好保护性隔离。患者在吃饭或是洗漱时,所用的个人物品要与家属分开。特别是在吃饭时,采取分餐制。有条件的话,睡觉时分房睡。远离人群密集场合,避免互串病房和过多探视,尤其是拒绝有感冒或其他感染倾向的人员探视,以减少交叉感染的概率。

3.1.4 哪些症状是在预警感染?

感染的预警症状个体差异很大,依据感染部位的不同,可能出现如下相应的预警症状。

①肺部感染。临床可出现寒战、发热、咳嗽、咳痰、呼吸增快、胸痛、呼吸困难、发绀等症状和体征。

②尿路感染。轻者可无症状，也可间断性出现发热、菌尿或脓尿。反复发作者可有乏力、尿频、尿急、尿痛、下腹触痛、腰酸、肾区叩痛等表现。

③消化道感染。主要为发热、腹痛、腹泻、腹胀、恶心、呕吐、便血等症状，严重者有脓毒血症和休克表现。

④伤口和皮肤感染。感染部位可出现不愈合、红、肿、热、痛，甚至流脓表现，局部可有一定程度压痛。

⑤全身感染。急骤起病，常出现寒战、高热、全身不适、乏力、头痛、心动过速、呼吸急促、出汗、恶心、呕吐、腹痛、腹泻、食欲减退等症状，重者可出现意识障碍甚至脓毒性休克。

⑥中枢神经系统感染。常常发生昏迷、抽搐、瘫痪、感觉异常、意识障碍、头痛、呕吐、吞咽困难和大小便障碍等症状。

⑦上呼吸道感染。可能会出现咳嗽、流涕、打喷嚏、鼻塞等现象。

白血病患者免疫力低下，任何轻微的感染都很有可能发展成为严重的全身感染，因此一旦有任何的感染预警症状，必须及时寻求医生的帮助。

白血病现在已不是"不治之症"，但仍然有部分患者死于该疾病的并发症。但是随着医疗水平的提高，并发症的预防及处理也会越来越好，要相信、配合医生的治疗，也要注意自我护理，减少感染的风险，为治疗打好基础。

（陆军军医大学第一附属医院　徐双年）

3.2 发现感染

在我们的生活环境中充斥着各种想要"进犯"我们身体的"敌人"(如细菌、真菌、病毒等)。当我们把白血病患者的身体视作一个巨大的堡垒时,感染的发生就是"敌袭"。"敌袭"发生的主要原因一般还是堡垒中监视和巡视的防御力量或是清除这些危险因素的应对能力减弱(统称为"免疫力低下"),而因白血病疾病本身的特点使得这一点在白血病患者中更容易发生。医生则需要尽可能查明"敌人"的类型和"敌人"入侵的部位(感染灶),这样才能"对症下药",从解决"敌人"和打扫"战场"两方面同时入手,以达到控制感染的效果。所以我们会从这两个方向展开调查,即找到感染灶(身体发生炎症反应的主要部位)和导致感染的病原体。

3.2.1 感染会带来哪些异常表现?

感染带来的身体反应主要有两方面的表现。一种是通过影像学检查可以发现的,包括病原体"进犯"部位(感染灶)的组织变化和身体做出"抵抗"感染产生炎症反应的具体表现。常见影像学检查技术包括 X 射线、CT、超声和磁共振成像(MRI)。

另一种是通过血液检验(图3.1),寻找血液里面一些感染导致的身体反应,包括白细胞计数、淋巴细胞计数、C 反应蛋白(CRP)、降钙素原(PCT)、炎症因子如白介素-6(IL-6)、白介素-

8(IL-8)、肿瘤坏死因子-α(TNF-α)等。需要强调的是,这些指标在感染过程中是相互关联的,不能单靠某一项指标来判断当前的情况。一般来说,急性感染会导致白细胞升高,但是也会有某些病毒感染(如流感等)或重症感染使白细胞降低。而对白血病患者,因血常规本身异常,白细胞分类常不能体现感染类型,尤其对初诊和骨髓抑制期的白血病患者。另外降钙素原(PCT)和C反应蛋白(CRP)在机体出现损伤或者感染时会迅速升高。所以我们可以看到,感染的发生会引起各项指标同时发生不同的变化,判断感染的情况也需要结合各项指标综合判断。

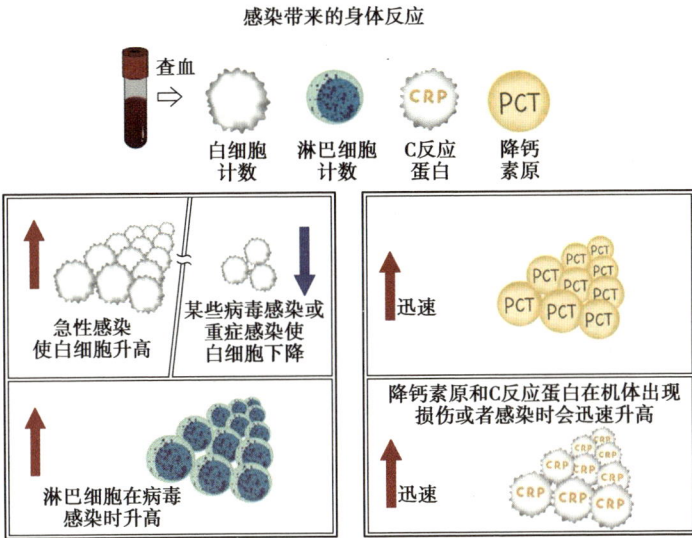

图3.1　血液检验

3.2.2　如何找到导致感染的病原体？

　　查找导致感染的病原体也叫作病原体检测。寻找这些病原体对后续治疗和控制感染有很重要的指导意义。针对细菌或真菌感染的检测，传统的方法有细菌、真菌培养，即通过取一部分身体里面可能存在病原菌的标本，如血液、痰液、分泌物等，给予其合适的营养和条件，使病原菌生长出来，再通过菌落的性质（如形态、酸碱度、染色情况等）来判断具体是什么病原菌（图3.2）。针对病毒感染的检测，则可以通过检测病毒成分来完成，包括检测病毒蛋白抗原及病毒核酸，这些都是可以直接表明病毒身份的标志。还有免疫、血清相关抗体检测，

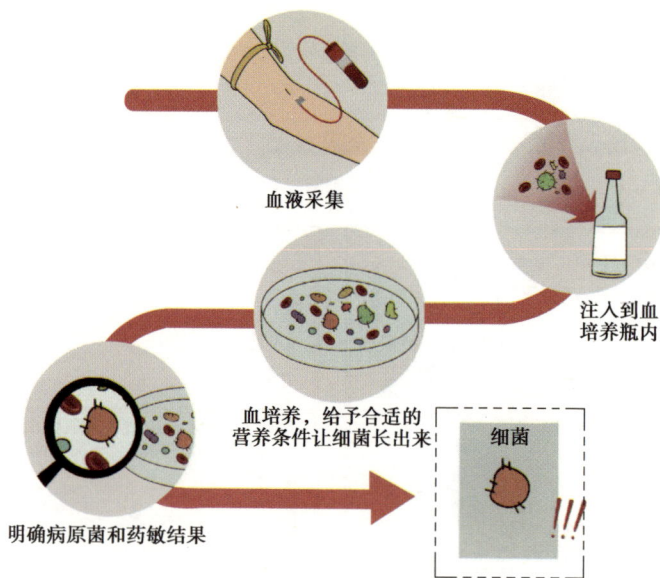

血液采集

注入到血培养瓶内

血培养，给予合适的营养条件让细菌长出来

细菌

明确病原菌和药敏结果

图3.2　"血培养"（细菌培养）

这类检测方式就是去寻找病原体引起身体产生的特异性抗体，通过对应关系反过来找到该病原体。但是这些传统的检测方法存在一些问题，包括阳性率低（约30%）、特异性差（一对一的对应关系还不够明确）、花费时间长等。

　　现在有一种新的技术叫作宏基因组高通量测序技术（mNGS）（图3.3），它可以检测整个微生物样本的全部基因。基因就像身份证一样，是最直观反映每种不同生物的标志。因此和传统的检测方法相比就有很多优势，不仅能够检出生长缓慢的病原菌，且不受抗菌药物干扰，还能够发现未知、罕见的微生物。但是该检测方法成本高，且对技术也有要求。

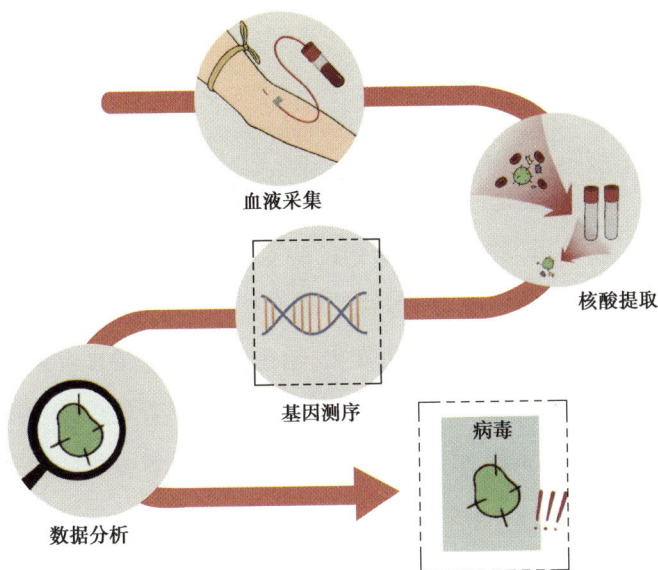

血液采集

核酸提取

基因测序

数据分析

病毒

图3.3　宏基因组高通量测序技术

白血病患者受感染因素常较复杂,可能遭遇多方敌人同时"进犯"(多重感染),因此需密切关注感染相关指标的变化,并需多次送微生物学检测,从而更精准评估及治疗。但是,在实际临床工作中,即使血液科医生尽全力去搜寻感染的踪迹,仍然有部分患者不能明确感染的类型及病灶,这与患者的免疫力低下有关,需要经验性用药,这也是白血病患者感染控制难度大的原因。当然,相信随着医学的进步,我们会有更先进的技术去"逮住敌人"并消灭他们,以减少白血病患者感染的死亡率。

(文:重庆医科大学附属第一医院　王利,

图:窦曦　吴怡静)

3.3　细菌感染

细菌感染是白血病最常见的并发症,可发生在白血病诊断前、化疗后、移植后及疾病的终末期,增加了患者的痛苦、延长了患者的住院时间,致使患者不能按时化疗影响预后,更是大大增加了医疗费用支出,给患者及家庭带来沉重的压力。同时,细菌感染也是导致急性白血病患者死亡最主要的原因之一。因此,感染的防治成为白血病患者全程亟须重视的问题之一。为了减少感染的发生率,避免感染带来不可挽回的损失,一定要做好全程卫生护理,以尽量避免被细菌感染(图3.4)。

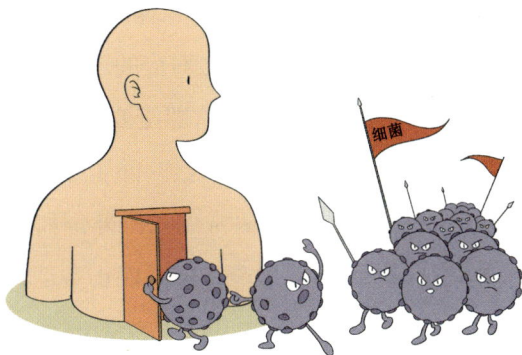

图3.4　细菌感染

3.3.1　细菌是如何分类的?

　　"知己知彼,百战不殆",要想打退细菌部队,首先要了解"敌人"的特点。根据在显微镜下的形状细菌分为三类,即球菌、杆菌和螺旋菌;根据对氧气的需求,细菌可分为需氧菌和厌氧菌;根据细菌的"战袍"(细胞壁)在革兰氏染色后镜下着色特点,细菌分为革兰氏阳性菌(G^+)和革兰氏阴性菌(G^-)。除此之外,还有一些分类方式此处不再罗列。总之,分类方法是便于医生在临床治疗中,能更好地认识疾病、拟订治疗方案。

3.3.2　细菌是如何感染患者的?

　　人本身也是和细菌共生的,也就是说正常人体携带了数以亿计的细菌,而且很多细菌也在为人体工作,是有益处的。大家都知道"益生菌"这个名词,与之对应的还有致病菌、机会致病菌,在人体免疫功能正常维系时,即使被短暂感染,感染也会在较短的时间内消失。细菌入侵人体,除了外界细菌,人体内寄居细菌也会乘虚而入。细菌常见入侵部位如呼吸道、血流、皮肤软组织、胃肠道等,在免疫功能不能正常运转时,它们就大肆繁殖,攻击人体的器官,其中最易受损的部位为肺、肠道、尿道。

3.3.3 如何早期发现细菌感染?

白血病患者被细菌入侵后,如果没有及时控制,可能导致患者死亡。因此如何识别感染、尽早就诊尤其重要。这里给大家编一个顺口溜来对感染的症状做一个概括:头痛发热身无力,咽干咳嗽心发慌;腹胀腹泻食无欲,尿频尿急加痔疮。发热、畏寒、精神差、无食欲是临床感染最常见表现,另外,需高度注意与外界相通的腔道,如口腔、鼻腔、尿道、肛门等容易被外来细菌侵犯,也可能是最早出现症状的地方。

3.3.4 如何诊断细菌感染?

医生通过完善血液细菌培养、痰液细菌培养、大便细菌培养等,以及影像学检查(CT、X射线、彩超等)尽可能明确致病菌及感染灶,针对性地选择抗生素进行抗感染治疗。因为抗细菌治疗药物众多,不同种类的抗生素有其对应的敏感菌,不同的组合可以产生更强的杀伤力,所以白血病患者在出现感染症状后可能需多次进行细菌培养,医生需要尽可能找出致病菌"对症下药"。在临床上对感染的诊断极为重要,只有锁定病灶、明确病原菌,才能合理有效抗感染。只有通过早期、积极、合理的治疗,感染才能被治愈。

3.3.5 如何治疗细菌感染?

抗生素是抗击细菌感染的有力武器。合理、规范、足疗程使用抗生素是治愈感染的必由之路。在未明确病原菌前,经验性使用广谱抗生素,明确病原菌后选择敏感药物,根据不同感染病灶和疾病严重程度,决定抗生素治疗的时间。这些都需要遵循专科医师的建议,甚至需要多学科会诊,包括感染科、药学部、呼吸科、血液科等共同讨论决定抗菌治疗方案,避免过度治疗和无效治疗(图3.5)。

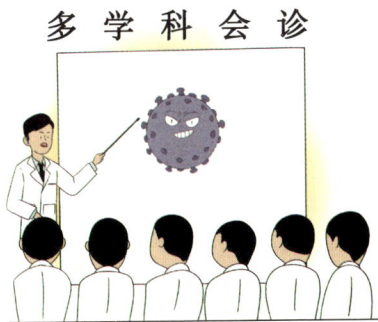

图3.5 多学科会诊

针对白血病化疗后，在粒细胞缺乏、免疫功能极低的阶段，如果条件允许，可以让患者入住无菌病房。该病房通过等离子消毒、空气净化等让环境达到"无菌"，从而最大程度减少"细菌部队"入侵。同时应避免患者与他人接触，避免交叉感染。另外我们还要给患者做好个人卫生的护理，注意保持口腔、肛门及鼻咽部的清洁，以尽量避免感染的发生或新增感染。最好保证适当、合理、均衡的膳食营养和充足的睡眠，良好的心态也是帮助患者战胜细菌感染的有力保障。

3.3.6　白血病患者及家属可以做些什么？

感染期间，患者家属需要注意患者饮食卫生。在高危感染期间，食品须新鲜，熟食加工完毕后2小时内完成进食，不食用冷菜、冷饭、凉菜、咸菜等。对于水果，建议家属清洁双手后，水果去皮，给患者少量进食或者遵医嘱执行。患者个人卫生，如口腔、肛门、尿道等，除常规护理外，可遵医嘱，予以相应药物辅助清洁，如用氯己定漱口、碘伏涂擦肛门。患者本人，需要调适心情，通过手机、电视、医院宣传资料等正规渠道，了解感染相关知识，不盲从、不偏信、不固执，积极配合医生、护士、家属做好感染防治工作，顺利渡过感染这道难关。

罹患白血病是患者的不幸，同时也是一个家庭的灾难，但怨天尤人或是互相埋怨也无济于事。身患重疾后，家属首先要给予患者安慰、鼓励、支持。然后，选择综合医院的血液科或者血液病专科医院救治，及时向主管医师了解病情、治疗方案及费用,寻求医保、商业保险等帮助,以减轻后续压力;切忌病急乱投医,既耽误时间、延误治疗,又花费更多金钱。

(重庆大学附属三峡医院　杨毅)

3.4　真菌感染

真菌感染是白血病患者面对的最凶狠的"敌人",是死亡率较高的感染类型。在白血病患者真菌感染中,以念珠菌和曲霉菌多见(图3.6)。当患者出现不明原因反复发热,抗细菌治疗无效时,须警惕"真菌部队"的入侵。真菌感染的高危因素有:

①基础疾病。如骨髓增生异常综合征、急性白血病、再生障碍性贫血等。

②治疗相关。如造血干细胞移植、接受治疗后出现粒细胞缺乏、应用免疫抑制剂出现不良反应等。

血液科医生主要通过预防性治疗、经验治疗和诊断驱动治疗、目标治疗三个层面对真菌感染进行治疗。

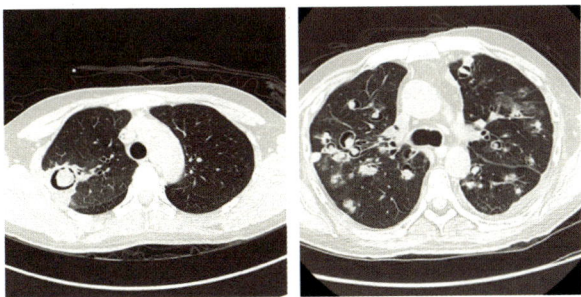

图3.6　肺部真菌感染的CT表现

3.4.1 什么是预防性治疗？

预防性治疗是指通过一系列的干预措施,预防疾病的发生或进一步恶化,减少疾病对个体和社会的影响。预防性治疗包括初级预防和再次预防。出现感染症状时,预先使用抗真菌治疗。

①初级预防。真菌感染,尤其是侵袭性真菌感染,致死率高,临床上诊断此类高危患者一般给予预防性治疗,筑起防御堡垒,抵御"真菌部队"入侵。出现感染症状(如发热、咳嗽等)前预先使用抗真菌治疗。真菌感染的高危人群包括:长期使用或滥用抗生素,导致体内菌群失调者;长期使用糖皮质激素者;免疫功能低下者,如恶性肿瘤患者(如白血病、骨髓增生异常综合征)、造血干细胞移植术后患者等;有基础疾病患者,如糖尿病、慢性阻塞性肺疾病等;经常接触有高浓度真菌孢子的职业者,如考古工作者等;长期居住在潮湿、发霉的环境者。

②再次预防。对既往具有确诊或临床诊断侵袭性真菌病病史患者,在再次接受化疗或造血干细胞移植治疗时,一方面需预防"真菌部队"在患者免疫力低下时"乘虚而入",另一方面需预防既往潜入的"苟且偷生"的"敌对势力"再次抬头,这时需给予预防性抗真菌治疗。

3.4.2 什么是经验治疗和诊断驱动治疗？

①经验治疗。当白血病患者处于化疗后的"虚弱状态"(即

持续中性粒细胞缺乏导致免疫力低下），出现反复发热，且使用广谱抗细菌药物治疗4~7天仍然没有好转，需高度警惕真菌感染，即使没有找到明确的"证据"，临床医生也会根据经验进行判断及经验性用药，以减少真菌感染导致患者死亡的风险。

②诊断驱动治疗，又称抢先治疗。因"真菌部队"行踪诡秘，常"杀人于无形"，部分患者并无典型感染症状，或仅表现为在免疫力低下状态期间反复发热且广谱抗菌药物治疗无效时，临床医师利用肺部CT、曲霉特异性抗原检测（GM试验）等方式发现"敌军"可疑"踪迹"后，会及时启动"防御措施"（即使用抗真菌药物）减少死亡风险。

3.4.3　什么是目标治疗？

当患者出现了真菌感染的临床表现，被医生找到真菌入侵（即侵袭性真菌病）的证据，继而根据真菌的种类、药物的抗菌谱及患者的情况选择最佳的抗真菌药物。

3.4.4　白血病患者可以做些什么？

白血病患者在生活中需注意：

①适当锻炼，提高机体免疫力，适当增减衣物，避免受凉。

②注意个人卫生。包括口腔卫生：三餐后漱口，保持口腔清洁；肛周及外阴卫生：排便后清洗肛周及外阴，保持干燥清洁；勤换衣物。

③居住环境勤通风、减少人员聚集。

④饮食卫生,进食干净卫生、营养均衡、易消化的食物,不吃生冷食物、剩菜剩饭,餐具需勤蒸煮消毒(即水烧开之后持续加热20分钟左右,每次消毒物品不超过容器的2/3)。

⑤外出做好自我防护,戴口罩,尽量减少聚集。

侵袭性真菌感染是血液系统恶性肿瘤患者的重要死亡原因之一,也是血液科医生面对的难题。只有通过血液病患者对疾病的充分认识、配合治疗、防治结合,才能有效降低感染死亡风险。

(中国人民解放军西部战区总医院 易海,陈可欣)

3.5 病毒感染

病毒的遗传物质可以是脱氧核糖核酸(DNA)或核糖核酸(RNA),它们侵入活体细胞强迫其复制病毒繁殖后代,使细胞失去功能,"为他所用"。病毒感染的病原可分为DNA病毒和RNA病毒。常见的病原体包括:疱疹病毒(巨细胞病毒、EB病毒、单纯疱疹病毒、水痘-带状疱疹病毒等)、肝炎病毒(乙型肝炎病毒、丙型肝炎病毒等)、呼吸道病毒(流感病毒、副流感病毒、呼吸道合胞病毒等)。白血病患者因细胞免疫功能受损,易受到病毒入侵。在治疗期间,常出现白细胞及中性粒细胞减少、黏膜屏障破坏,尤其是消化道黏膜破坏打开了病原体入侵的门户、促进了感染的发展。在免疫功能受损患者所感染的病毒中,单纯疱疹病毒、水痘-带状疱疹病毒、巨细胞病毒、EB病毒和腺病毒较为常见。

3.5.1　病毒感染后有哪些症状?

不同病毒感染后所出现的症状及感染部位均不一样(图3.7)。单纯疱疹病毒常引起皮肤病变和口腔黏膜炎。水痘-带状疱疹病毒常引起皮肤丘疹、发热、皮肤灼热、疼痛等,常沿神经分布,俗称"蛇缠腰"。部分患者由水痘-带状疱疹病毒引起的皮疹虽恢复,但仍然有疼痛表现。巨细胞病毒可能导致肺炎、肝炎、胃肠道溃疡等。呼吸道合胞病毒和流感病毒是引起白血病患者冬季呼吸道感染的重要致病菌,可出现发热、寒战、肌肉酸痛、干咳等。

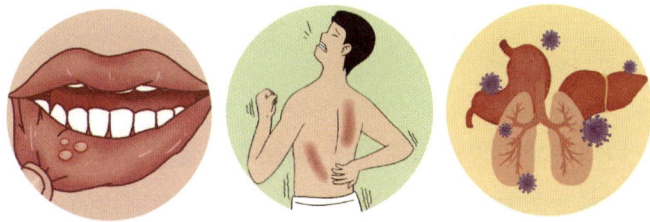

图3.7　病毒感染后的一些症状

3.5.2　如何抗病毒治疗?

抗病毒感染的途径很多,一方面"正面对战",即直接抑制或杀灭病毒、抑制病毒生物合成、抑制病毒释放,另一方面"增强防御"，即通过提高患者免疫力增强宿主抗病毒能力、接种疫苗预防病毒感染等。

狡猾的病毒寄生于宿主（白血病患者）细胞内，依赖宿主细胞进行增殖复制。抗病毒药物的作用主要是通过打入"病毒部队"内部，影响其"扩编"（复制），比如阻止病毒进入宿主细胞（利用金刚烷胺、恩夫韦地等）、抑制病毒基因复制（利用阿昔洛韦、更昔洛韦等）、抑制病毒的蛋白合成等，靶向病毒复制的任何一个步骤，以此发挥抗病毒作用。对于一些免疫缺陷患者，也可用抗病毒药物进行预防。如阿昔洛韦、伐昔洛韦预防白血病患者化疗期间发生复发性单纯疱疹病毒感染、水痘-带状疱疹病毒，或使用静注人免疫球蛋白增强患者的抗感染能力减少病毒再激活风险。伴有乙肝的患者在化疗后抵抗力低下，有暴发肝炎的风险，一般会同步予以抗病毒治疗。

3.5.3　白血病患者应该怎么做?

白血病患者免疫功能受损、黏膜屏障受损、粒细胞缺乏等原因容易导致病毒感染。患者应避免去人群拥挤的地方，避免接触有感染症状的人群，佩戴好口罩;注意保持手部卫生，尽量避免触摸眼睛、鼻或口;均衡饮食，适量运动，充足休息等;加强室内通风。一旦出现流感样症状，应居家休息，进行健康观察，接触家庭成员时戴口罩，减少疾病传播。病情如出现加重情况，则需要去医院就诊，患者及家属要戴好口罩，避免交叉感染。

白血病患者免疫功能低下，流感病毒感染可发生严重并发症。及早使用抗病毒药物可以明显缩短感染时间，降低严重并发症的发生率。所以在流感流行季，对于白血病患者，当出现咳嗽、发热、肌肉酸痛、咽痛、鼻塞流涕、疲倦等可疑症状时，应就医进行病原学检测并且尽早给予抗流感病毒药物治疗。

疫苗接种是防治病毒感染的重要方法，可以显著降低感染率和发生严重并发症的风险。但是处于疾病进展期、病情没有得到有效控制的患者建议不接种。具体情况需咨询经验丰富的血液科医师。

3.5.4 白血病患者可以接种新冠疫苗吗？

当患者完成治疗1年以上并且病情控制良好，可以接种疫苗。当完成治疗3个月以上，病情稳定，或自体造血干细胞移植3个月以上、异基因造血干细胞移植和细胞免疫治疗6个月以上，并且中性粒细胞绝对值和淋巴细胞计数恢复、原发病稳定的患者，可以进行疫苗接种。处于疾病进展期、病情没有得到有效控制的患者建议不接种。

3.5.5 感染新冠病毒会影响白血病患者的治疗吗？

病毒检测阳性的无症状患者，如果计划接受化疗，且持续无症状，建议从首次检测结果阳性日期起暂停至少10天，之后开始或恢复原计划治疗。如果计划接受造血干细胞移植或

CAR-T细胞治疗,且持续无症状,建议从首次检测结果阳性日期起暂停至少14天,之后开始或恢复原计划治疗。轻度或中度病毒感染患者,如果计划接受化疗,建议从首次检测结果阳性日期起暂停至少14天,直到症状好转,并且在不使用退烧药的情况下退热至少24小时,之后开始或恢复原计划治疗。重度或危重病毒感染患者,无论接受何种抗肿瘤治疗,建议从首次检测结果阳性日期起暂停至少20天,直到症状好转,并且在不使用退烧药的情况下退热至少24小时,之后开始或恢复原计划治疗。如果病情无法控制,但又迫切需要进行抗肿瘤治疗,需要根据血液内科专家的判断进行治疗。

病毒感染在细胞免疫功能受损的患者中常见。白血病患者治疗后因常发生中性粒细胞减少,导致易发生病毒感染。化疗期间病毒感染有导致严重并发症的风险。不同的病毒感染所出现的临床症状各不相同。抗病毒药物应用于病毒感染治疗。患者可以用灭活疫苗进行免疫接种,如流感疫苗等,但在免疫抑制期间应该避免接种水痘-带状疱疹疫苗等减毒活疫苗。

（遵义医科大学附属医院　任明强）

3.6　少见类型感染

前面说到了常见的细菌、真菌、病毒的治疗,现在我们给大家聊聊其他少见病原菌的感染,如结核感染。结核病在我国是一个严重的公共卫生问题,是我国重点控制的重大疾病之一。肺结核患者咳嗽、打喷嚏、大声说话或吐痰时,将带有结核分枝杆菌的飞沫排出体外,形成带菌微滴飘浮在空气中,被他人吸入后造成感染。但是,并不是所有结核分枝杆菌携带者都会发病,部分潜伏感染者的机体能自动清除病菌,更多人潜伏感染的状况可持续数年甚至一辈子也不会发病,这与机体的免疫状态密切相关。但是,对于白血病患者,由于免疫力较差,易被结核分枝杆菌感染,且多易发病(图3.8)。

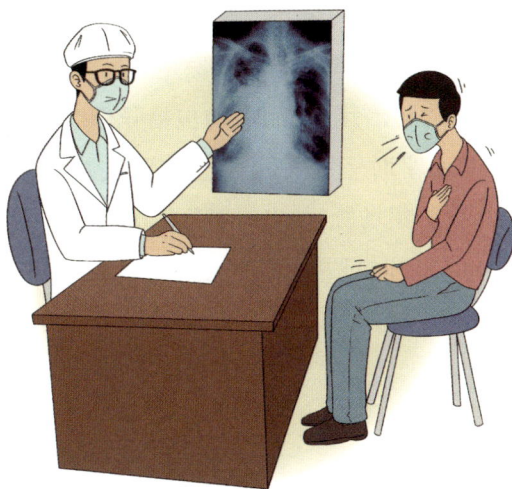

图3.8　结核病患者做检查

3.6.1　白血病患者感染结核会有什么表现?

引起结核病的病原菌是结核分枝杆菌。结核分枝杆菌感染症状主要表现为咳嗽、咳痰,有时会痰中带血,多伴随低热或盗汗、疲劳等。肺结核早期或轻度肺结核,常因无任何症状或症状轻微而被忽视,若病变处于活动进展阶段时,患者多在午后体温升高,一般为37~38℃,且常伴有全身乏力或消瘦、夜间盗汗的症状。结核病主要是感染结核分枝杆菌而造成的,也和自身免疫下降、吸烟、到人群密集场所等有关。白血病患者经历多次化疗,或者部分患者接受"骨髓移植"治疗后,身体抵抗力很低,且因结核分枝杆菌具有传染性,在一些结核高发区居住的患者,很容易感染结核分枝杆菌。若感染之后病原菌处于潜伏状态,可能没有症状,此时无传染性,但若是病原菌处于活动期,则要及时配合医生进行治疗。目前主要是使用抗结核药物治疗,常用药物包括异烟肼片、利福平片等。白血病患者平时一定要远离危险环境,及时切断传播途径,不要到人群密集场所,外出时佩戴好医用口罩。如果未发生感染,建议必要时可接种卡介苗疫苗,以便早日获得免疫力。

3.6.2　白血病患者感染了结核能治好吗?

如果白血病患者确诊结核,应在专科医生指导下给药治疗,患者必须严格按照医生制订的治疗方案服药,有规律地坚持治疗,不可随意更改方案,亦不可随意间断用药。一般而言,初治患者按照上述原则规范治疗,有效率高达98%,复发率低于2%。

3.6.3 感染结核影响白血病化疗吗?

感染了结核的白血病患者经过抗结核治疗后是可以继续化疗的,但需要服用较长时间的抗结核药物,仍然需要在专业的结核病机构和医生的指导下长期随访及治疗。而对于陈旧性结核病,为避免结核复燃,需在医师指导下进行结核预防。

但需要提到的是,如果是在白血病缓解期间感染结核,结核是不会加重白血病的,只要规律服用抗结核药物,就不会影响到白血病的化疗进程。但是,如果是在"骨髓移植"后或是化疗过程中感染结核,由于患者移植后及化疗期间处于免疫缺陷状态,结核控制会有难度,这时候更需要积极控制结核分枝杆菌,坚持服药。在结核没有控制的情况下,下一阶段化疗可能会推迟,或者在药物剂量、化疗方案等方面医生会做出相应的调整。

3.6.4 白血病患者及家属应注意什么?

对于感染了结核的白血病患者,居家休养期间的生活方式也很关键。居住场所注意开窗通风,三餐需要规律,不要暴饮暴食。饮食方面可以多吃易消化、富含维生素以及高蛋白的食物,这些食物营养丰富,有利于提高患者的免疫力,有利于疾病的预后。患者还可以多吃富含钙、锌、铁等微量元素的食物,如番茄、红枣、紫菜、木耳、豆制品等食物。刺激性食物尽量不要食用,对于高脂肪的食物建议适量食用,因为这些食物可能不利于结核的治疗。因此,我们强调白血病患者在公共场合戴口罩,可以大大降低结核病的受感染率。

家属要给予患者足够理解与帮助。在照顾患者的同时,家属也要注意自己不要被传染了,平时吃饭的时候最好用公筷,患者的碗筷要单独使用,而且还应该煮沸消毒。患者的被褥要在阳光下暴晒至少6个小时。室内也应该每天用紫外线灯消毒。如果患者有咳嗽、咳痰的症状,家属最好是戴口罩,以防止被传染。

总之,急性白血病是需要化疗的,而结核病也需要进行抗结核治疗。在结核进展期,足剂量、足疗程、及时规范抗结核治疗是必须的,化疗需待结核控制后再进行。如果白血病病情比较紧急,也可以化疗同时抗结核,具体应该咨询医生。患者还需要加强生活管理,戒烟戒酒、作息规律,保持乐观、积极的生活态度。患者及家属也需要了解结核病相关知识,戴口罩,家中注意通风,保持良好卫生习惯。饮食以蛋白质食物为主,如多吃瘦肉、高纤维食物和蔬菜水果。

（贵州医科大学附属医院　赵鹏,刘麾）

第四章
白血病的对症支持治疗

4.1 促进正常造血恢复

我们已经了解到化疗会同时杀伤我们体内的肿瘤细胞和正常造血细胞，导致骨髓造血工厂"停产"，因此化疗后白细胞、红细胞及血小板会在短时间内降到很低，即进入"骨髓抑制期"。大约2~4周，随着大量肿瘤细胞的清除，骨髓腔"腾出"了更多的造血空间以供正常的造血干细胞生长、分化，因此，上述细胞也会逐渐活跃起来，即所谓的"造血恢复"。但正常造血恢复的快慢受化疗方案、既往化疗次数、患者年龄、疾病是否缓解、个体差异等诸多因素影响。长时间处于骨髓抑制状态会导致患者身体出现各种各样的问题，有的甚至威胁患者生命。那么白血病化疗后血细胞减少都有哪些危害呢？如何促进正常造血恢复，从而克服致命风险的发生呢？患者在血细胞减少期间应该注意什么？

4.1.1 化疗后血细胞减低有哪些危害?

化疗药物在消灭患者体内的白血病细胞的同时,无辜的正常细胞也被"误伤",导致骨髓造血工厂"停产",因此化疗后白细胞、红细胞及血小板数值会降到很低。

白细胞是我们人体的"保卫战士"(图4.1),包括了中性粒细胞、淋巴细胞、单核细胞等,常牺牲自己消灭入侵人体的"敌人",所以说白细胞的数值代表了人体的免疫力水平。白细胞数值低,则表示抵抗病原体的能力显著下降,导致很容易出现各种感染。

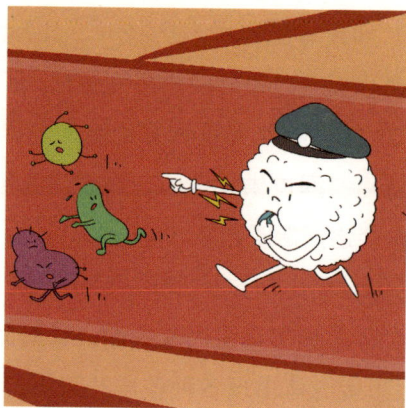

图4.1 白细胞:防御保护

红细胞是我们人体的"搬运工",运输氧气到全身(图4.2)。红细胞数值低,即所谓的"贫血",常见的症状为感觉到乏力、头昏、睡眠质量差等,严重的贫血可导致重要脏器"罢工",如心脏、肾脏、大脑等的损伤。

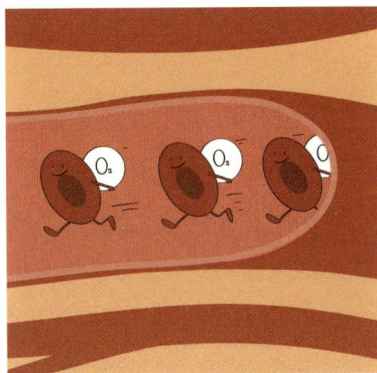

图4.2　红细胞:运输氧气

　　血小板是我们人体的"修理工",在出现组织内皮损伤时可以有效止血、修复伤口(图4.3)。血小板轻度减低时可能没有明显症状,但当血小板数值极度低时,尤其当血小板计数小于$20×10^9$/L时,可能出现脑出血、内脏大出血等危及生命的风险。

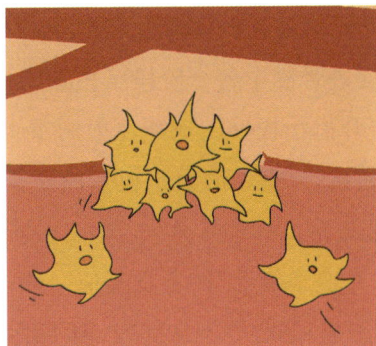

图4.3　血小板:聚集止血

　　因此在化疗结束或者造血干细胞移植过程中,促进正常造血恢复是非常重要的。

4.1.2 如何促进正常造血恢复?

①粒细胞集落刺激因子,就是我们通常说的"升白针",可以促进骨髓中粒细胞的成熟,并且释放到外周血中,以缩短中性粒细胞减少时间。有了这些"安全卫士",我们才能抵抗各种细菌、病毒等感染的入侵,减少感染等并发症的发生。

②对于贫血患者,需注意评估有无合并营养性贫血、出血、溶血性贫血等并发症,若有,需予以"对症下药"。按照《临床输血指南》推荐,白血病患者血红蛋白水平小于60 g/L,或者小于70 g/L且伴有明显乏力症状时,则达到输血指征,通常给予输注红细胞。

③当血小板低于$20×10^9$/L时,患者有自发出血风险,因此,输注血小板也是改善血小板减少最快最有效的方法。但因为血小板生存时间短,输注后血小板消耗快且保持时间短,且少部分患者可能出现血小板输血无效,出血风险极大,可以使用一些药物促进骨髓中各个阶段巨核细胞发育成熟,就是我们通常说的"升血小板针",比如注射用重组人白介素-11、重组血小板生成素,或者口服血小板生成素受体激动剂帮助血小板尽快恢复正常。

"升白针""升血小板针"的不良反应一般较轻,部分患者可能出现骨痛、头痛、恶心等不良反应,但不用担心,大多不良反应停药后都能缓解。

4.1.3　患者在血细胞减少期间应注意哪些问题？

患者化疗后骨髓抑制时间与化疗方案、既往化疗次数、患者年龄、疾病是否缓解、个体差异等因素有关。通常,化疗后血细胞减少时间大约在7~28天,医生会根据上述因素对患者血细胞减少时间进行预估。如预计血细胞减少时间短且骨髓抑制轻,部分患者可居家治疗;如预计血细胞减少时间长且骨髓抑制重,则需住院治疗。

无论是居家治疗还是住院治疗的患者在此期间需要注意以下几点:

①戴好口罩,不去人群聚集处,避免感染;

②避免磕碰,尤其是当血小板计数小于$10×10^9$/L时,建议绝对卧床休息,避免脑出血及重要脏器出血;

③饮食避免吃较硬的、带刺的食物,减少消化道出血的风险;

④定期监测血常规,掌握血细胞变化走向。

白血病化疗后全身血细胞减少很常见,包括白细胞减少、红细胞减少及血小板减少。部分患者血细胞减少期间可能会出现感染、出血等危害,可能会影响治疗进度,导致治疗费用增加。因此,在化疗后骨髓抑制期间可采用打"升白针"、促血小板生成素、输血等方式促进正常造血恢复。同时患者自身还需注意预防感染、出血等,定期复查,安全度过化疗后的骨髓抑制期。

（中国人民解放军联勤保障部队第九二〇医院　李小平）

4.2 出凝血问题

大家都有这样的经历,当皮肤被尖锐物品划伤流血,伤口较小时,出血往往几分钟就会停止。那为什么白血病患者受点小伤就可能流血不止,轻微的碰撞就产生血肿,甚至在没有任何外力的情况下都可能自行出血,严重影响患者的生活。

4.2.1 对于正常人,出血是如何止住的?

止血的过程主要包括血管收缩、血小板止血栓形成和血液凝固三个过程。

首先,止血依赖血管的收缩,当血管破损后,受损血管局部和附近的小血管机械性地收缩,堵住缺口进行止血,但这个效果很有限。

其次,止血依赖血小板止血栓的形成。血管内有红细胞、白细胞等形态功能各异的血细胞,其中和止血关系最密切的是血小板,血小板是最小的血细胞。当血管破损时,附近"巡逻"的血小板发现异常立即释放因子召集"兄弟伙"前来"救场",血小板就像许许多多的防洪沙袋,快速运送、汇集到破损的"堤坝"处,形成血小板止血栓封堵血管的缺口防止血液继续外流,这些聚集的血小板形成的团块称为血小板止血栓(图4.4)。

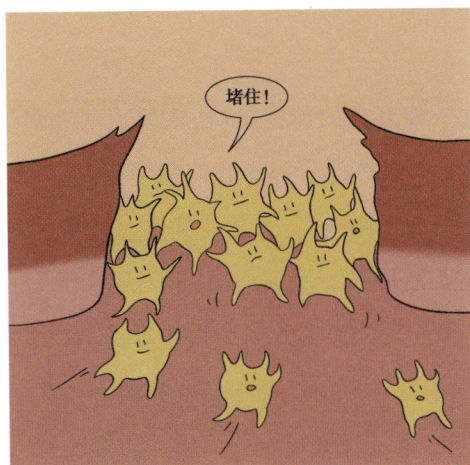

图 4.4　血小板修复"堤坝"

最后,止血依赖流动血液转变为凝固状态,简称凝血(图 4.5)。这看似简单的过程,其实背后都有着无数细胞和化学因子的"大力支持",过程是通过一系列精妙的生化反应实现的。

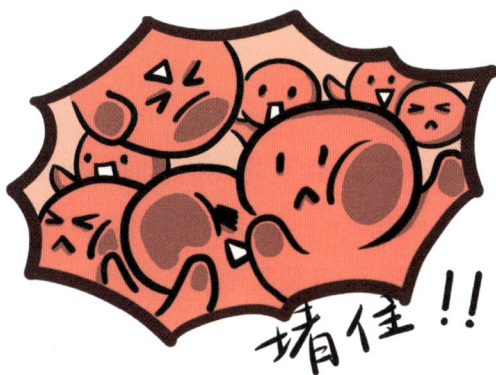

图 4.5　凝血

4.2.2　凝血是如何发生的？

凝血是一种复杂的连锁反应,依赖血浆和组织中存在的多种化学因子。这些化学因子我们称为凝血因子。凝血过程通常分为内源性凝血途径、外源性凝血途径和共同凝血途径。内源性凝血途径仅涉及血管内的因子,可放大凝血功能。外源性凝血途径起源于血管外组织损伤导致的相关凝血因子释放。外源性、内源性凝血途径融合成共同凝血路径,产生凝血酶,凝血酶促进大量纤维蛋白的生成并交织成网,以加固止血栓,形成血凝块,使血液凝固(图4.6)。

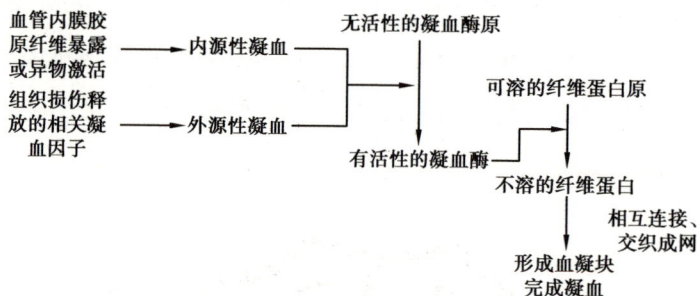

图4.6　凝血过程

一旦血管被修复,血凝块必须溶解以恢复血流流动,所以与之对应的,人体内还有一套对抗凝血和溶解纤维蛋白的系统,与凝血系统保持平衡,使凝血反应不至于过度,保证血液能正常流通,不被堵塞(图4.7)。

凝血系统　⟺　抗凝系统

纤维蛋白形成　⟺　纤维蛋白溶解

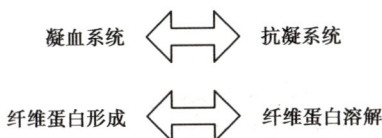

图4.7　凝血系统与抗凝系统

4.2.3　白血病患者的出凝血问题

我们可以想象,上述任一部分有缺陷,就可能导致机体出现止血障碍,在受到轻微损伤时大量出血,甚至自发出血且难以停止。

白血病患者在治疗前及治疗后的骨髓抑制期会出现血小板低下,"单枪匹马"的血小板不能正常形成血小板止血栓,患者常常会出现皮肤黏膜反复出血,如鼻血、牙出血等症状,严重时可能出现重要脏器出血,如消化道出血导致的呕血、血便,膀胱出血导致的血尿,甚至是危及生命的颅内出血,所以需要输注血小板减少严重出血风险(图4.8)。

除血小板数量减少外,白血病还易合并严重凝血功能障碍,如弥散性血管内凝血(DIC)。DIC的本质是在感染、肿瘤等因素影响下,组织或血管内皮广泛受损,形成大量微血栓引发过度凝血。血小板、凝血系统被过分激活,凝血因子大量消耗,纤维蛋白溶解系统随之亢进,从而打破出凝血的平衡。急性白血病,特别是急性髓系白血病M3型或者高白细胞的患者、合并严重感染等并发症的患者可能发生DIC。

患者会出现遍及全身的,包括皮肤黏膜和内脏的自发多

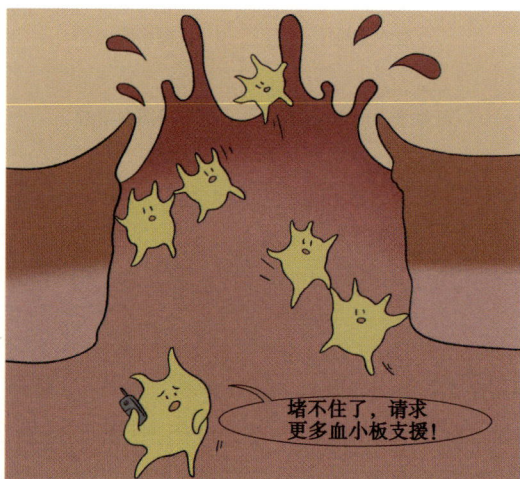

图4.8 请求"支援"

发出血。若血压持续下降,患者会出现休克现象。微血管的栓塞可能导致供血障碍、器官衰竭。这是一种极其危险的临床综合征,应该早预防、早发现,并且及时治疗。

如今,针对出凝血疾病的治疗手段不断发展、日新月异。我们知道,出凝血疾病的病因和发病机制是相当复杂的,对于出凝血障碍的白血病患者,医生首要工作是找出病因,对各种病因开展针对性治疗。随着分子生物学、医学遗传学等学科的发展,科学家们对这类疾病的了解越来越全面、深入。相信在不远的将来,会有更新、更好的治疗方法和手段造福患者。

(华中科技大学同济医学院附属协和医院　梅恒)

4.3　治疗期间相关脏器功能的保护

大部分患者得知自己需要化疗的时候，都充满了未知的恐慌。"听说白血病化疗对身体损伤很大，我自小体弱多病，我的小身板能承受得起吗？""我听说化疗药就是毒药，我本来就有心脏病、胃病，我的小心肝受得了吗？"是的，化疗药物对脏器确实可能产生毒副作用（图4.9），那治疗过程中我们应该如何去面对及减少这些伤害呢？

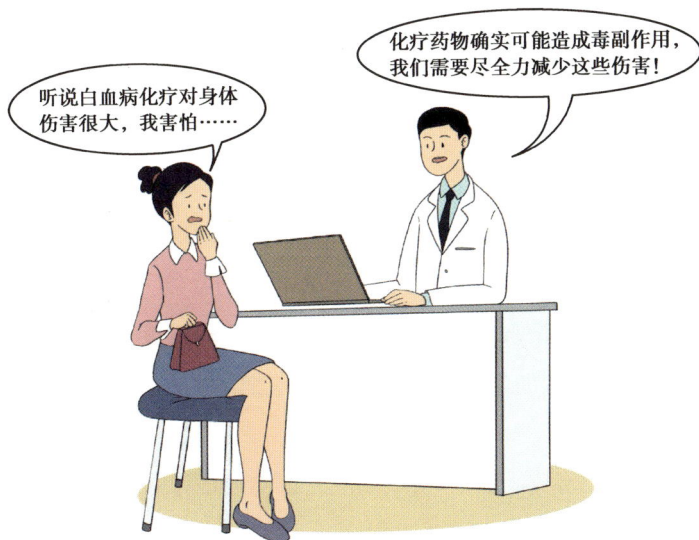

图4.9　诊疗场景

4.3.1　化疗期间恶心、呕吐、吃不下饭怎么办？

这是化疗的常见不良反应。化疗的药物刺激胃肠道的黏膜,会导致一些细胞因子的释放。这些细胞因子可以传递到中枢,导致呕吐,还可能出现消化不良、厌食,导致患者营养不良、消瘦(图4.10)。口腔黏膜是人类新陈代谢较快的组织,化疗药物容易损伤口腔组织的黏膜细胞,导致溃疡发生,而溃疡的疼痛导致进食减少。

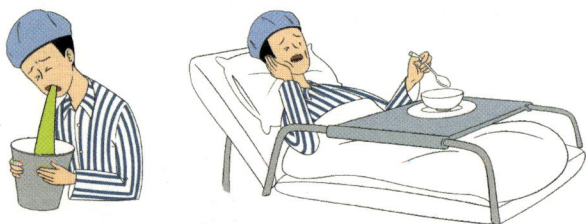

图4.10　化疗期间产生恶心、呕吐等症状

建议在化疗期间尽量保证三餐按时定量,必要时以容易消化或吸收的软食,甚至流质饮食为主,可少食多餐,不可暴饮暴食,适当添加各种蛋白质含量丰富的食物及膳食纤维。医生也会根据情况予以止吐药物和抑制胃酸过度分泌保护胃黏膜的药物,帮助患者度过难熬的化疗期。

4.3.2　为什么部分患者化疗期间会感觉心脏乱跳呢?

化疗药物可产生毒性损害心肌细胞,比如柔红霉素、多柔比星等蒽环类化疗药物,对心肌有一定毒性,多疗程化疗后出现可能性更大,表现为心慌、心悸、胸闷、心前区不适、气短等症状(图4.11、图4.12)。所以我们化疗前需定期做心肌酶谱、心电图、心脏彩超等检查(图4.13)。

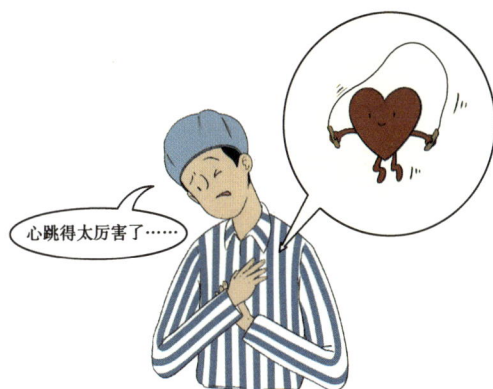

图 4.11　心脏乱跳

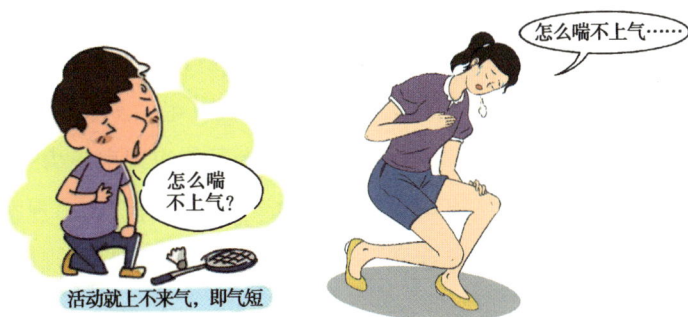

图 4.12　气短

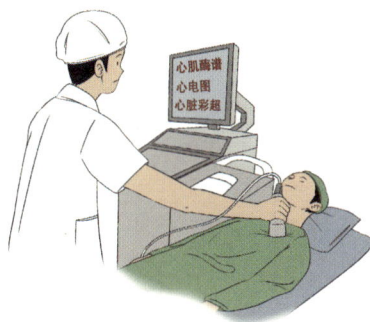

图 4.13　心脏检查

为预防药物性心脏毒性,医生根据病情可能会使用一些保护性药物以降低化疗药物对心脏的毒副作用。同时,当你出现上述症状时,不要惊慌,及时就诊或住院时告知医生、护士,医生会根据你的情况完善检查,并根据结果优化化疗方案、使用低毒剂型药物,同时使用化疗心脏保护机制药物或个体化地使用一些心血管药物。

4.3.3　化疗为什么会引起肝肾功能异常?

大多数治疗药物都是通过肝脏、肾脏代谢的,所以部分患者会出现肝肾功能异常,叫作"药物性肝损伤""药物性肾损害"。医生会根据患者情况配制相关的药物,绝大多数肝肾功能损害都是可逆的。肝功能损伤后患者可能表现出乏力、食欲下降、腹胀、黄疸(图4.14)、肝区隐痛等症状,肾损伤出现腰痛、血尿、水肿、少尿等症状。严重的患者可能出现急性肝衰

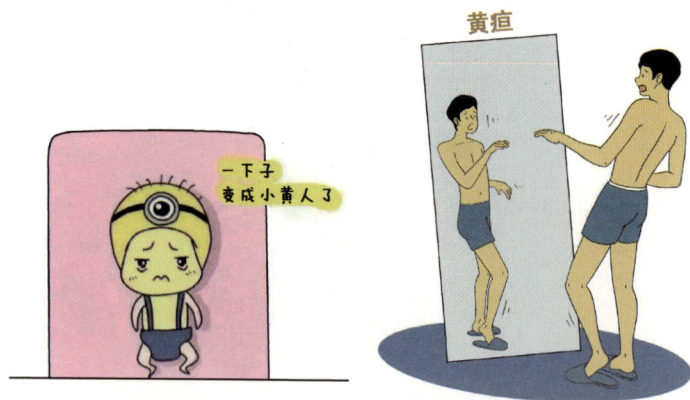

图4.14　黄疸

竭、急性肾衰竭,需要做血浆置换、透析治疗。

4.3.4　化疗会引起肺损伤吗?

　　白血病常用化疗药物,如博莱霉素、环磷酰胺、甲氨蝶呤等,可能会引起肺毒性损伤。肺毒性的主要表现是间质性肺炎和肺纤维化。肺毒性主要以预防为主,若发现后应暂时停止用药,积极治疗。给予适当的卧床休息和吸氧,按医嘱使用皮质类激素和抗生素等。

4.3.5　为什么有的患者化疗后会出现四肢麻木?

　　产生神经毒性的化疗药物主要为长春新碱类,其临床表现为四肢肢端麻木感觉异常(如像穿袜套样的感觉)(图4.15)、口腔感觉异常、对冷感有过激反应、腱反射减退或消失、少数药物或使发生体位性低血压、便秘、麻痹性的肠梗阻,以及偶见有以闪光亮点为特征的视神经障碍。神经毒性多可

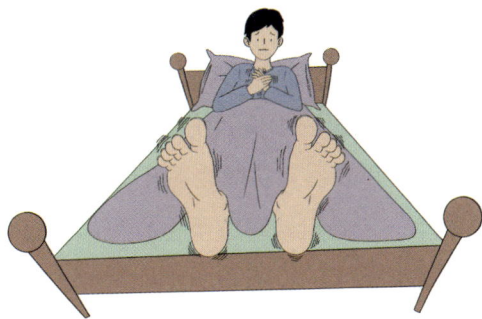

图4.15　四肢麻木

自行恢复，家属可协助患者按摩四肢肢端，嘱患者避免肢端受凉。也可以用一些营养神经的药物如维生素B_{12}、甲钴胺等来改善神经症状。

4.3.6 化疗期间吃什么可以保护器官脏器？

患者治疗期间可以多吃富含维生素、蛋白质的食物，如山药、萝卜、黑木耳、菠菜等，可以起到保肝、促进肝修复的作用。化疗期间，患者需要适当多喝水，加强药物的代谢速度，减轻化疗药物对肾脏的毒副作用。当然也应避免饮酒（图4.16）。

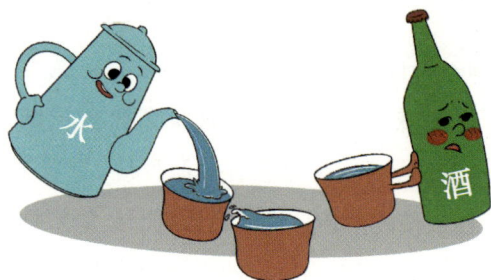

图4.16 多喝水，拒饮酒

除上述副作用外，化疗还有其他副作用，比如造成免疫力低下、过敏性荨麻疹、影响生殖系统等不良反应，要做到早发现、早治疗，以防止重要器官功能衰竭及院内感染、溶血、出血等并发症的发生。但是血液科医生也有很多相对应的"防御武器"，所以不要过度担心，化疗没有那么可怕。

（重庆医科大学附属永川医院 潘鹏吉）

4.4　营养支持

　　白血病患者由于白血病细胞在骨髓或其他造血组织中出现异常的弥漫性增生，浸润、侵犯和损害身体的其他器官，患者抵抗力下降、体质衰弱，常伴有贫血。同时，各种治疗如化疗、"骨髓移植"等均可影响患者胃肠道营养物质吸收而造成营养不良，而营养不良又是白血病治疗效果不佳的重要推手之一。目前，关于白血病营养治疗的误区仍层出不穷，如盲目依赖抗癌食品和保健品、多喝汤能补充营养、发物要少吃等，再加上各种所谓"养生专家"伪科普诱导甚嚣尘上，导致患者很难辨别正确的营养观念。因此，普及白血病营养治疗的正确观念，纠正常见的饮食误区，早期识别营养不良相关症状和体征，真正让白血病患者尽早从营养治疗中获益就显得十分重要了。

4.4.1　化疗期间胃肠道反应较大，有哪些注意事项？能否输注白蛋白改善营养？

　　患者化疗期间，需注意以下几点：

　　①不要空腹接受化疗，治疗前应适当进食；

　　②忌食煎炸食物；

　　③适当多饮水；

　　④少量多次进食。

　　化疗后部分患者胃肠道反应较大，容易引起营养物质吸收和消化不良,若伴有水肿或明显低蛋白血症,可适当输注白蛋白。但白蛋白不是营养品,它的主要作用是维持血管胶体渗透压,从而改善水肿(图4.17)。因此,若化疗后因胃肠道反应较大而进食差,需静脉输注营养,也就是把各种营养物质(如脂肪乳、氨基酸、葡萄糖、维生素、电解质等)通过静脉输注,而不是只输注白蛋白。

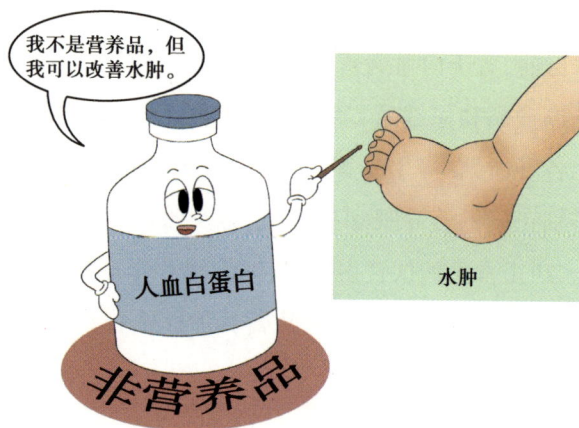

我不是营养品,但我可以改善水肿。

人血白蛋白

非营养品

水肿

图4.17　白蛋白功效

4.4.2　患者入院后如何实施正规的营养支持?

患者入院后需进行营养风险筛查(图4.18)。若营养风险评分较高,须请营养科会诊后进行营养评估,判定营养状况,即营养不良程度。

对于有营养风险或营养不良患者,如果能进食,一般建议口服营养补充(ONS)。如果消化功能不太好,可选择小分子

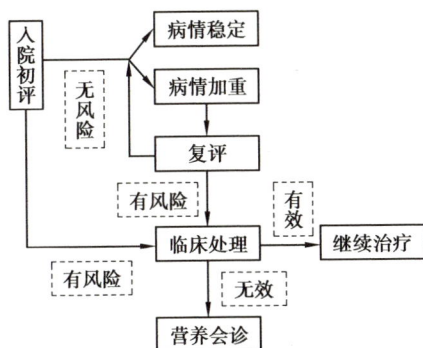

图4.18　营养风险筛查流程

营养物质,如要素型肠内营养剂;如果消化功能较好,可选择大分子营养物质,如整蛋白型肠内营养剂。患有合并贫血或低蛋白血症时需额外补充蛋白粉,伴有便秘时需额外补充膳食纤维和益生菌。

营养治疗应注意以下几点:

①适当增加能量摄入;

②适当增加蛋白质摄入;

③低脂肪膳食;

④注意食物供应应富含铁、锌、铜、维生素C、B族维生素等微量营养素;

⑤使用肝药酶抑制剂(CYP3A4抑制剂)药物(如伊马替尼、米哚妥林等)期间不建议食用葡萄柚、柠檬、柑橘、杨桃等水果(图4.19);

⑥辛辣刺激食物、熏烤食物、油腻油炸食物、生冷食物及酒等不建议食用(图4.20)。

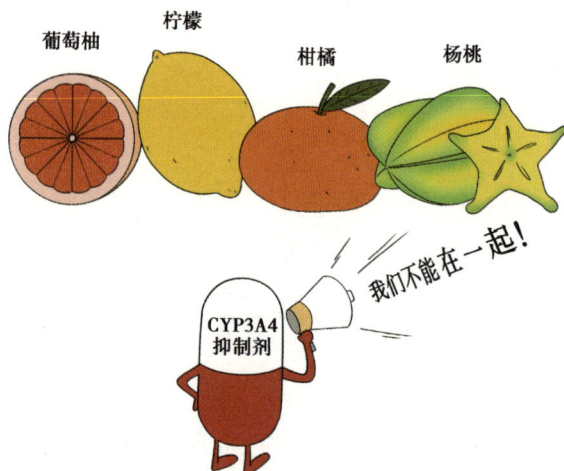

图4.19 使用CYP3A4抑制剂时禁食的水果

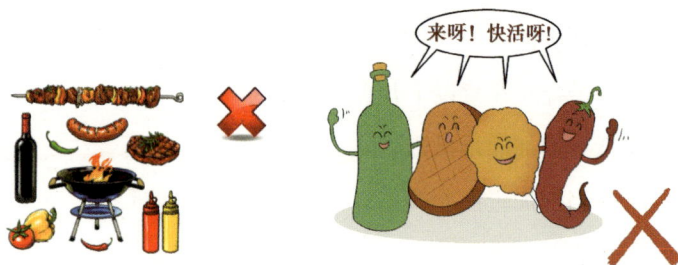

图4.20 忌口

4.4.3 "吃得少可以饿死肿瘤，营养好会加速肿瘤生长"是真的吗？

没有证据表明营养好会加速肿瘤细胞生长，但也不建议"大鱼大肉"，营养均衡即可。吃得少会饿死肿瘤是无稽之谈，营养不良反而可能加速病情恶化(图4.21)。

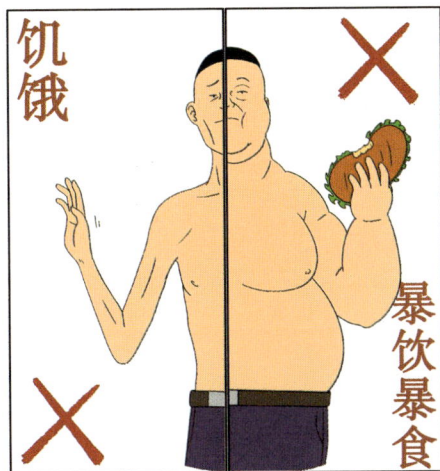

图4.21　拒绝饥饿和暴饮暴食

有些患者觉得牛肉、鱼肉为"发物"拒绝食用,但"发物"本质大多数都是肉类食物,它们含有丰富的蛋白质,可以提高免疫力、改善贫血、促进伤口愈合等。很多患者及家属以为营养丰富的炖汤,其实营养成分较少,虽可以调节食欲,但若只喝汤,可能身体会越来越差。

4.4.4　有哪些简单的营养状况指标是患者平时可以关注的?

最简单的指标是体重,体重不下降,一般营养状况是稳定的,也可以算自己的身体质量指数(BMI)。BMI=体重(kg)/身高^2(m^2),正常值是18.5~23.9 kg/m^2。若BMI下降,则表示近期营养摄入不够。当然,对伴有水肿、腹水等症状的,通过体重不好判定时,则可参考进食量是否变化。另外握力和步速的稳定也可以评估,还有各种蛋白指标变化也有参考意义(图4.22)。

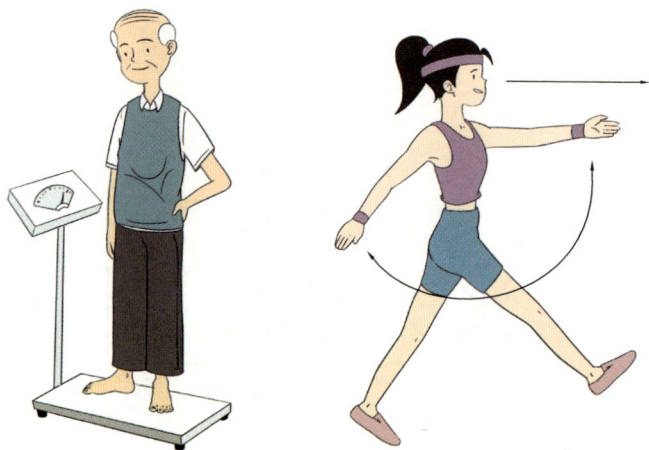

图4.22　检测各项指标

4.4.5　保健品可以吃吗?

保健品的本质是具有某方面的功能,比如调节血糖、调节血压、抗氧化等,它们不是药品,不能治疗疾病,但可能对患者有一定辅助性的帮助。尽管有些保健品强化某方面的营养素含量如维生素和矿物质,但是营养也不均衡,并不能改善整体营养不良状况。另外,市场上有很多所谓的保健品,并未经过我国食品监督管理部门检测和批准,其安全性和有效性均存在着重大安全隐患(图4.23)。

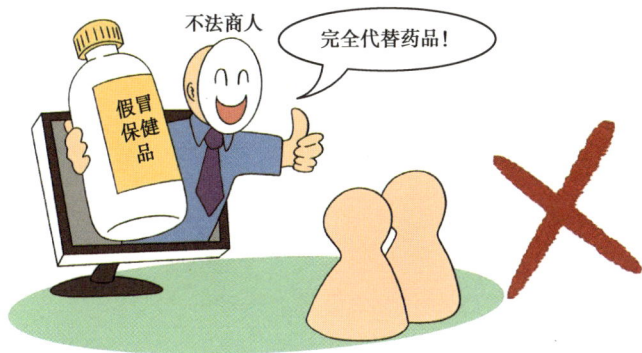

图 4.23 拒绝假冒保健品

综上,白血病患者需要特别注意日常饮食,保持体内营养均衡,注意饮食卫生。同时,又需要学会简单判定营养状况,正确合理摄入食物,掌握营养治疗原则,避免饮食误区。当出现营养不良时,应积极加强肠内和肠外营养支持,从而有利于综合治疗和后期康复。

(陆军军医大学第二附属医院 文钦)

4.5 输血治疗

贫血和出血是急性白血病常见的临床症状,部分急性白血病患者发病时需要输血治疗。什么是贫血和出血呢?我们如何判断是否出现贫血和出血了呢?贫血是因为血红蛋白(红细胞)下降,出血则与血小板减少、凝血功能异常相关。若出现头晕、头痛、耳鸣、注意力不集中、心悸、气短、劳累时呼吸困难等症状,则反映了贫血的发展。若出现皮肤瘀斑、牙龈出血、结膜出血、血尿、黑便、皮肤破损后出血时间延长等异常提示,则表明血小板减少或凝血功能出现异常,需要及时进行血常规及凝血功能检查,以便医生了解红细胞及血小板减少、凝血功能异常的严重程度,评估是否需要输血治疗。

4.5.1 为什么贫血和出血需要输血治疗?

氧气和二氧化碳搭乘红细胞这条"友谊的小船"进出人体,贫血的患者红细胞减少,导致给身体各个部位输送的氧气减少,就会出现不同程度的缺氧表现。比如出现头晕、头痛、耳鸣、注意力不集中、记忆力减退,还有肌肉无力、易疲劳、心悸、气短、食欲缺乏、腹胀等症状,都可能是贫血导致的,严重可能导致晕厥、心脏骤停等风险。如贫血症状明显且血常规提示贫血,可以输注红细胞增加患者的携氧能力。

当人体不同部位出血时,成群结队的血小板迅速集结在一起,奋不顾身地冲到出血部位,凝血因子和血小板手拉手、肩并肩、修补血管漏口,起到凝血止血作用。当血小板低下、凝血因子异常就可能出现鼻出血、牙龈出血、皮肤瘀点瘀斑,还有血尿、黑便等症状,严重时可能出现颅内出血、消化道大出血等危及生命的风险。出现上述症状且血常规提示血小板计数明显降低时,可输注血小板止血及预防出血治疗。如存在凝血功能异常,可输注血浆或冷沉淀补充凝血因子以加快止血治疗。

4.5.2　白血病患者如何接受输血治疗？

　　当白血病患者就诊或住院治疗期间出现上述各种症状，医生会结合血常规、凝血功能等检查，评估患者贫血严重程度、出血症状的情况及凝血功能决定是否需要输血治疗。输血是指将同血型的全血或成分血通过静脉途径输入体内，是白血病治疗过程中很重要的支持治疗。目前临床多采用成分输血，就是将全血分离制备成纯度高、容量小的血液成分，然后再根据病情的需要输给患者，主要包括红细胞、血小板、新鲜冰冻血浆、冷沉淀（图4.24）。成分输血可按病情需要选择用血，提高治疗效果和输血安全性，减少输血不良反应，还可

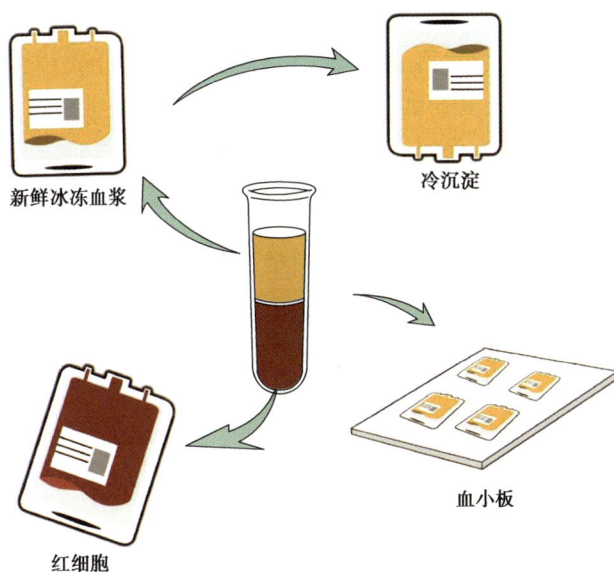

新鲜冰冻血浆

冷沉淀

红细胞

血小板

图4.24　成分输血流程图

以节省血源。

临床上，当患者血红蛋白低于 60 g/L 时应考虑输注红细胞，而血红蛋白在 60~100 g/L，根据患者的贫血症状、心肺代偿功能、年龄等因素决定是否输注。当患者血小板计数低于 $10×10^9$/L 时，自发出血风险大，可预防性输注血小板治疗，减少颅内出血风险；当血小板计数在（10~20）$×10^9$/L，但伴有发热、感染、肝病等危险因素时也应考虑预防性输注血小板；当血小板计数低于 $50×10^9$/L，但发生合并出血症状时，临床医生根据出血情况合理用血。如果患者凝血因子缺乏引发凝血功能异常导致出血或出血风险增加，还可输注血浆或冷沉淀补充凝血因子。

临床上还有一些其他情况可能也会使用输血治疗，比如输注新鲜冰冻血浆抗休克治疗。医生会依据病情来决定输血量，输血后通过复查血常规及凝血机制了解输血效果。

但部分患者在输血过程中或输血后会发生输血反应，常见的如发热、身体皮疹、皮肤瘙痒等，较重的可出现支气管痉挛、低血压性休克、胸闷、呼吸困难、腹痛等症状。为了预防发生输血反应，临床上常在输血前单独或联合应用抗组胺、解热镇痛剂、糖皮质激素等药物，绝大多数患者使用药物后可避免输血反应或出现轻度可控的输血反应。

4.5.3　血型在输血中的作用是什么？

我们每个人都有自己的血型，输血前一定要抽血检测血型(图4.25)。有血缘关系并不一定有相同的血型。正常人的血型有两种分型,一种是ABO血型的分型,主要分为A型、B型、AB型、O型;另一种是Rh血型的分型,分为Rh阴性血和Rh阳性血,输血时需要按照ABO同型原则输注。

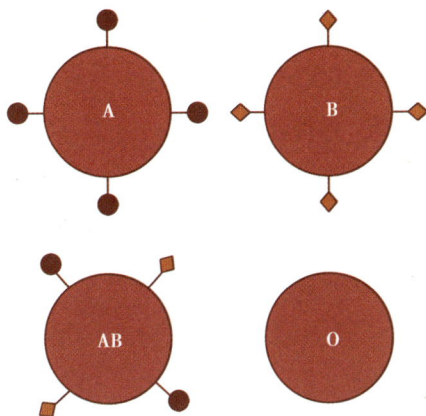

图4.25　输血前血型检测

经常在新闻中听到的"万能血"和"熊猫血"是指哪种血型呢?AB型人群可以接受任何血型血液的输入,所以被称为万能受血者;O型血可以输给任何血型的人体内,所以被称为万能输血者。而"熊猫血"是指Rh阴性血,因为稀有罕见,跟国宝熊猫一样珍贵,所以称为"熊猫血",但也属于人体正常血型之一。

为确保血制品的安全,献血者献血前需进行信息登记,工作人员需询问献血者的健康状况、病史,并进行体格检查包括体温、血压、脉搏、体重等,还需进行相关实验室检查如血常规等。

对献血者的要求：

①体重：女性≥45 kg，男性≥50 kg；

②年龄：18~55周岁健康公民；

③避免月经期前后3天献血；

④无慢性病史者；

⑤献血前清淡饮食，避免饮酒，用餐30分钟后再献血；

⑥无传染病史、血压正常。

综上所述，白血病患者因会出现贫血及出血表现，依据其严重程度，需考虑是否需要进行输血支持治疗以改善贫血及出血症状。输血以成分输血为主，成分血包括红细胞、血小板、新鲜冰冻血浆、冷沉淀，一般按照ABO同型原则输注。

（云南大学附属医院　陈琪）

第五章

白血病的护理

5.1　饮食指导

　　白血病常见症状包括出血、感染、贫血等,其化疗相关并发症如口腔黏膜炎、吞咽困难、恶心、呕吐、腹泻、厌食等均可能导致患者营养状况不佳。2020年,中国营养学会肿瘤营养管理分会牵头发布的《中国肿瘤患者营养膳食白皮书(2020—2021)》显示,我国恶性肿瘤患者中重度营养不良发生率达到

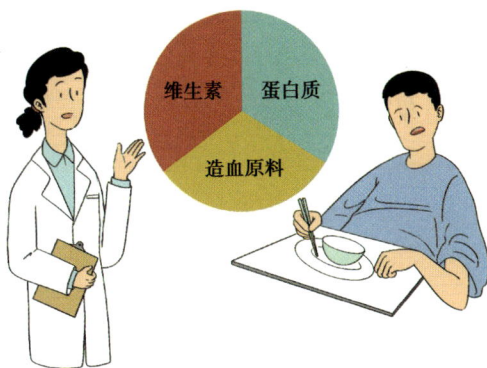

图5.1　白血病患者饮食的三要素

58%。如何通过合理的膳食来帮助患者改善消化道不良反应，满足机体对营养成分的需求，从而提高免疫力和疗效呢？让我们一起来了解一下白血病患者饮食的三要素——蛋白质、维生素和造血原料（图5.1）。

5.1.1　白血病患者为什么需要摄入大量蛋白质？

因为白血病患者机体内蛋白质的消耗量远大于正常人，需要补充量多质优的蛋白质。此外，蛋白质还具有保护机体以避免细菌和病毒侵犯的作用。那么，什么才是优质蛋白质呢？就是质量好、易消化、吸收率高的蛋白质，比如鱼肉、禽蛋、瘦肉、豆类及其制品（如豆腐、豆腐脑、腐竹、豆浆）等（图5.2）。

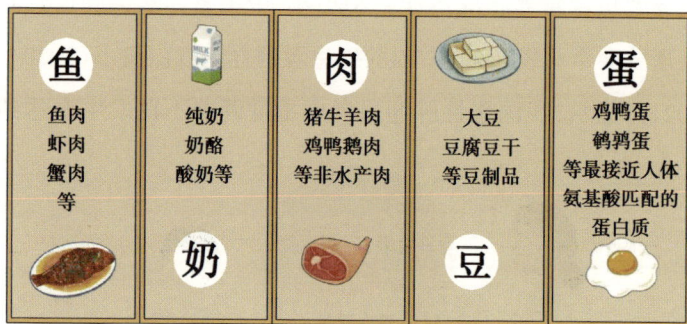

鱼	奶	肉	豆	蛋
鱼肉虾肉蟹肉等	纯奶奶酪酸奶等	猪牛羊肉鸡鸭鹅肉等非水产肉	大豆豆腐豆干等豆制品	鸡鸭蛋鹌鹑蛋等最接近人体氨基酸匹配的蛋白质

图5.2　优质蛋白食物

5.1.2　维生素那么多，白血病患者更需要补哪一类？

有调查显示，恶性血液系统疾病的患者中约70%~90%

有不同程度的维生素缺乏。研究证明,维生素C能增强机体的局部基质抵抗力和全身免疫功能,还能保护肝脏功能。富含维生素C的食物有番茄、油菜、小白菜、韭菜、荠菜、山楂、柑橘、鲜枣及柠檬等。而维生素A可激活机体免疫系统,从而提高抵抗力。富含维生素A的食物有胡萝卜、南瓜、蛋黄、动物肝脏、鱼肝油、柿子以及菠菜等(图5.3)。

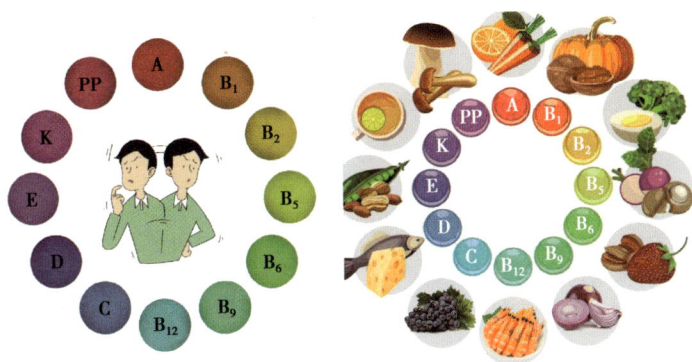

图5.3　膳食补充维生素

5.1.3　听说造血原料就是铁,吃什么才能补铁?

贫血是白血病患者常见的临床表现。食用一些富含铁的食物是很有益的,如动物肝脏、豌豆、黑豆、绿色蔬菜、大枣、红糖、黑木耳、芝麻酱、蛋黄等。富含叶酸的食物主要是新鲜的绿叶蔬菜。造血原料还包括维生素B_{12},它主要存在于肉类中,不妨适当多吃一些红肉(图5.4)。

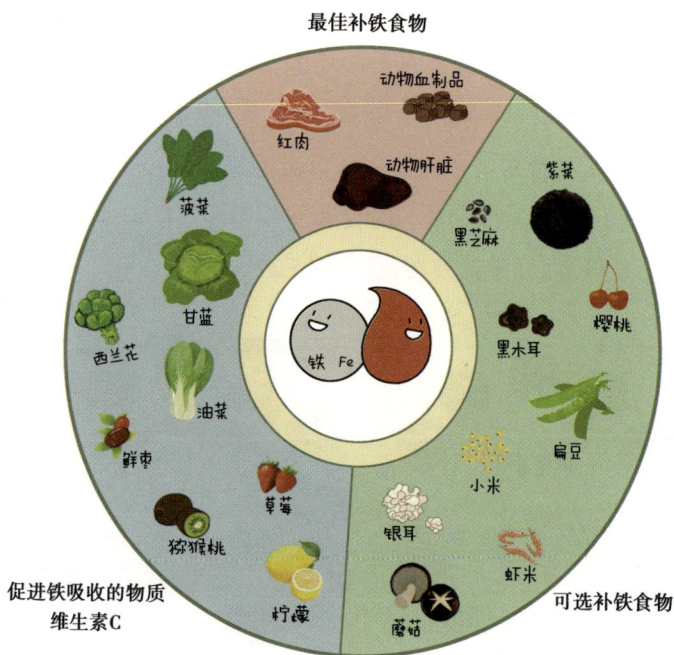

图5.4 补铁食物

5.1.4 道理我都懂,可就是吃不下怎么办?

化疗期间的白血病患者,常见的消化道不良反应包括恶心、呕吐、厌食、腹泻等,可采取"少食多餐"的策略,或在三餐外,增加一些体积小、热量高、营养丰富的食物,如糕点、酸牛奶等;或者吃一些新鲜的水果,如猕猴桃、草莓等;或是榨取鲜蔬汁等。此外,可选择半流食、流食,如小米粥、蛋花汤、豆腐脑、牛奶、菜粥、豆浆等,还可与山楂、萝卜等助消化的食物搭配(图5.5)。家属在准备食物时需注意色、香、味、形,尽可能达到促进患者食欲的目的。

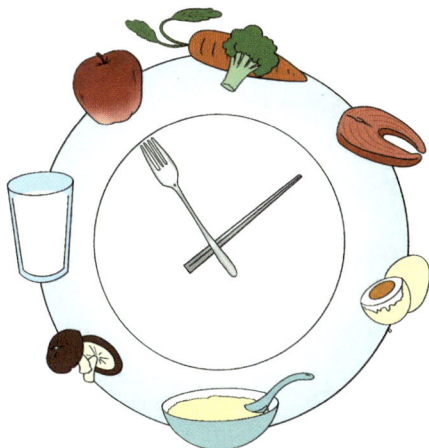

图5.5　搭配营养餐

5.1.5　哪些食物不能吃?

白血病患者最应该避免食用不卫生的食物。瓜果蔬菜一定要清洗干净,避免食用生冷、隔夜或变质的食物,还要避免油炸、烧烤、凉拌、爆炒等烹饪方式,以蒸煮为宜。吃饭的时候要细嚼慢咽,吃鱼肉、鸡肉等应去除鱼刺和骨头,避免刺激性、辛辣、坚硬及高温的食物,以免损伤口腔及胃肠黏膜。

最后给大家总结一个简单的饮食原则:

①合理膳食,适当运动;

②保持适宜的、相对稳定的体重;

③食物的选择应多样化(图5.6);

④适当多摄入富含蛋白质的食物;

⑤多吃新鲜蔬菜、水果和其他植物性食物;

⑥多吃富含矿物质和维生素的食物;

⑦限制精制糖的摄入;

⑧在抗肿瘤治疗期和康复期膳食摄入不足,经膳食指导仍不能满足目标需要量时,建议给予肠内、肠外营养支持治疗。

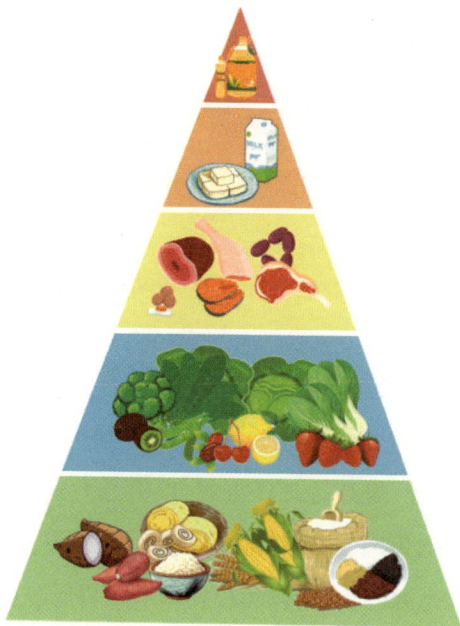

图5.6 饮食搭配"金字塔"

(陆军军医大学第二附属医院　杜欣)

5.2 化疗期间的注意事项

联合化疗是目前治疗急性白血病的主要手段,是应用细胞毒药物或靶向药物对骨髓中的白血病细胞进行杀灭、清除,但治疗过程中同样会损伤正常细胞,因此会导致血细胞全面下降,同时有些化疗药物还会导致黏膜损伤。白细胞减少、中性粒细胞降低会使免疫力低下,常会出现肺部、血流、口腔、肠道、肛周、软组织等感染;红细胞下降会出现贫血相关症状,表现为乏力、头昏、消化不良等;血小板减少会导致皮肤出现散在出血点、黏膜瘀斑、呕血、便血、咯血等症状。化疗过程中还可能会出现一系列并发症及全身反应,其中消化道症状最为常见。如何在化疗期间预防这些并发症至关重要。

5.2.1 化疗期间如何预防感染? ——卫生最重要

①勤漱口,口腔护理不能少!

应用漱口液或温开水漱口,饮食前后或每2~3小时漱口1次,含漱30秒。常用碳酸氢钠、呋喃西林、甲硝唑、氯己定等具有杀菌作用漱口水,必要时可加用亚叶酸钙等,或由医生视具体情况开具其他漱口水。宜用软毛牙刷,以免损伤口腔黏膜引起出血和继发感染。

②切记管住嘴!

进餐前需消毒双手。碗筷需专用并做好提前高温或用紫外线消毒柜消毒。一定要吃"熟"食,蔬菜水果要充分清洁,水果需洗净、削皮，不要吃生冷、辛辣刺激、"隔夜"的食物。化疗后胃肠受到损伤，食欲下降，可以食用半流质的软食，少吃多餐。为保证必要的营养，尽可能摄入高蛋白、高热量的清洁食物，避免尖锐食物入口（例如鱼刺），避免食用脂肪含量高和油炸的食物，禁止食用外卖、凉菜、卤菜、剩饭等（图5.7）。尽量多饮水，以促进代谢废物的排出，也有助于保持大便通畅。

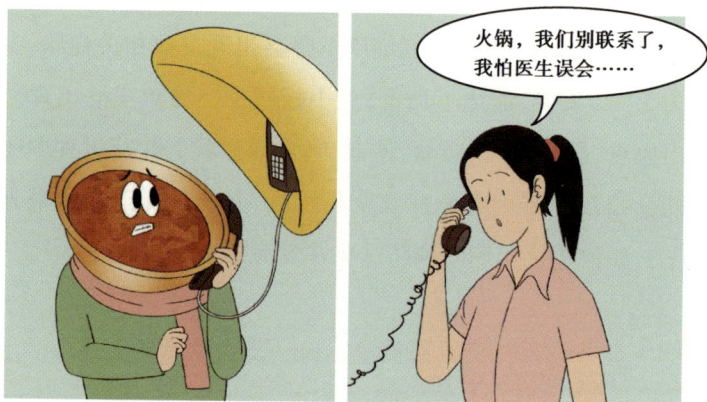

图5.7 拒绝"诱惑"

③二便要上心！

注意大便次数和性状。保持大便通畅、排气通畅，排便次数1~2天一次或1天两次均在正常范围，观察大便颜色，如有异常随时报告医生。出现便秘时切勿用力大便（图5.8），可用乳果糖、开塞露等。腹泻时查找原因并及时止泻，便后注意保证局部清洁，特别是有痔疮患者，病情允许可予以坐浴，若出现肛周异常疼痛、异常包块，及时告知医护人员，遵医嘱加药清洗。

小便量和入量要保持基本平衡，观察小便颜色，还要记录小便量以及有无尿频、尿急、尿痛等情况，便后用温水清洗。每日清洗并勤换内裤。

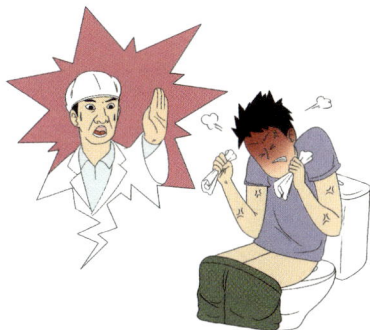

图5.8　出现便秘时切勿用力

5.2.2　化疗期间如何观察全身情况？细观察、早报告！

化疗期间的各种毒副作用和并发症如能早发现、早干预，则可把这些不良事件控制在最低程度，甚至可以完全避免。但这个任务需由患者及家属配合医护人员共同完成。如发热、咳嗽、肛周疼痛则提示感染，鼻衄（即鼻出血）、牙龈出血、皮肤出现紫斑、黑便是血小板减少的表现，而体重增加、水肿、尿量减少意味有可能发生肾功能不全，化疗药液外溢则经常造成软组织损伤如静脉炎。一旦有上述情况的发生，务必立即报告医护人员。

每日可根据自身情况对疾病及全身情况进行记录，包括三餐饮食、饮水量、体温、体重、血压等基本信息，小便量、颜色,大便形态、颜色、次数等,同时自身若出现恶心、呕吐、咳痰等不良反应时也可详细记录,及时与医护人员沟通身体变化,新出现症状体征需及早报告。

5.2.3 化疗期间心态重要吗? 保持平和乐观的情绪!

化疗期间,少数患者会出现脱发、呕吐、乏力、口腔糜烂等不适症状,容易产生悲观沮丧的情绪,甚至对治疗失去信心,这很不利于疾病的恢复。其实这些不适大多是暂时的,待停止化疗后多可恢复正常。而且,目前很多白血病是可以完全治愈的,故患者应情绪平和、乐观向上,树立战胜疾病的信心,使机体处于良好状态。正所谓:"正气存内,邪不可干。精神内守,病安从来。"期间家属的配合对化疗患者的治疗同样具有十分积极的作用。家属应鼓励患者理性面对疾病、勇于战胜疾病,消除或减少患者的紧张情绪(图5.9),同时在生活方面给予的帮助也不可缺少,比如做出的饮食要干净、卫生,并

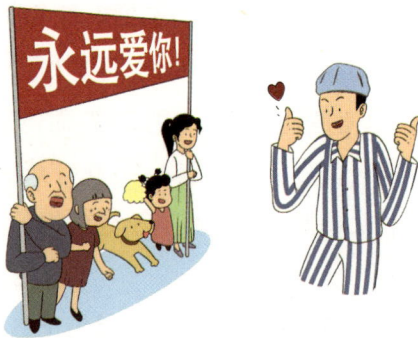

图5.9 家属的鼓励

尽可能多样化,色、香、味俱佳,诱导患者进食。

但需注意的是,治疗期间需减少不必要的探视,减少交叉感染的机会。病房或患者居室不宜摆放鲜花,特别是盆栽植物,泥土可能会增加细菌、真菌感染风险。

做好个人护理、保持乐观心态、做好每日记录,化疗也没有想象中那么可怕,有些不良反应或并发症也可尽量避免不发生。有些患者会有恶心、呕吐等消化道不适症状,医生根据情况会适当给予止吐对症,家属可为患者做一些易消化吸收的清洁营养饮食。有些药物会引起发热等不良反应,及时报告医护人员来判断为药物致热或是感染,及早治疗避免错过最佳时机。总之,化疗期间需要患者及家属配合医生共同完成护理工作,只有这样才能为患者的化疗顺利完成保驾护航(图5.10)。

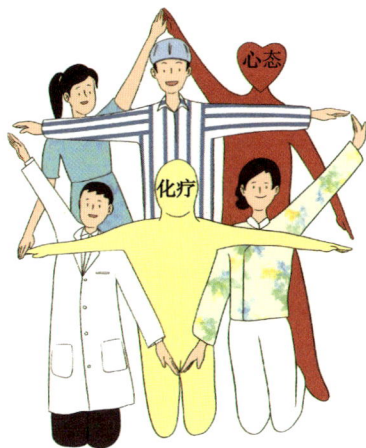

图5.10　团结一心

(陆军军医大学第二附属医院　韩潇)

5.3　发热的注意事项

　　发热是人体免疫反应的一种表现形式,对于白血病患者来说更是常见的症状之一,可发生在疾病的任何阶段,症状表现为如畏寒、高热、汗多、头痛或全身疲乏不适。当出现不适时,要注意观察是否有其他症状或体征。对于白血病患者为什么会出现发热的症状,我们需要了解发热的病理机制,要了解患者发热出现的时间、体温高达多少摄氏度,是否还有其他症状如寒战、乏力等。掌握不同热型的相关知识及处理方式,从而积极采取正确的降温措施,以促进患者康复。

5.3.1　发热是什么?

　　发热就是我们俗称的"发烧"(图5.11),是指机体在致热原作用或其他各种原因下引起体温调节中枢的功能障碍,体温升高超出正常范围。一般口腔温度超过37.3℃则定为发

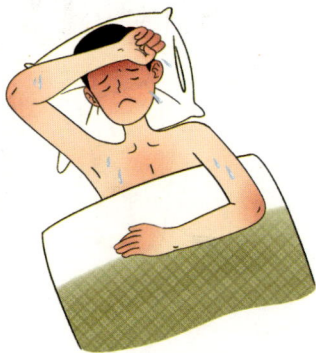

图5.11　发热

热。以口腔温度为标准,可以将发热分为:低热37.3~38℃;中度发热38.1~39℃;高热39.1~41℃;超高热41℃以上。

5.3.2　引起白血病患者发热的原因有哪些?

①感染引起发热。白细胞是人体与疾病斗争的"卫士",是机体防御系统的重要组成部分。白血病患者正常白细胞减少,免疫力低下,削弱了机体的抗菌能力,导致感染性发热,常以口腔炎、扁桃体炎、支气管炎、肺炎,以及胆系、肠道、泌尿系、肛周感染最为常见(图5.12)。

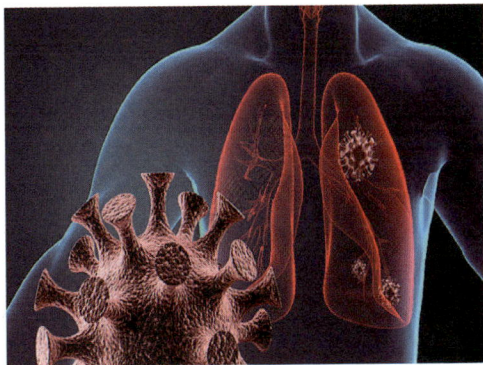

图5.12　感染引起发热

②白血病本身发热。白血病患者体内存在大量的白血病细胞,这些白血病细胞本身能刺激机体产生一系列的发热物质,引起机体发热,这种发热称"肿瘤热"(图5.13)。

③药物反应。有少部分患者对化疗药物过敏引起的发热,如使用了阿糖胞苷、白介素等。

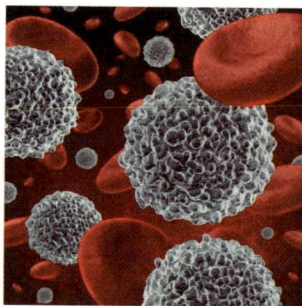

图5.13 "肿瘤热"

5.3.3 白血病患者发热有哪些典型临床表现?

患者在体温上升期表现为疲乏、不适感、肌肉酸痛、皮肤苍白、干燥等症状。在高热持续期表现为皮肤潮红而灼热,呼吸加快、加强,有出汗,伴有寒战、淋巴结肿大、水电解质紊乱等症状(图5.14)。体温下降期表现为出汗多,皮肤潮湿等症状。

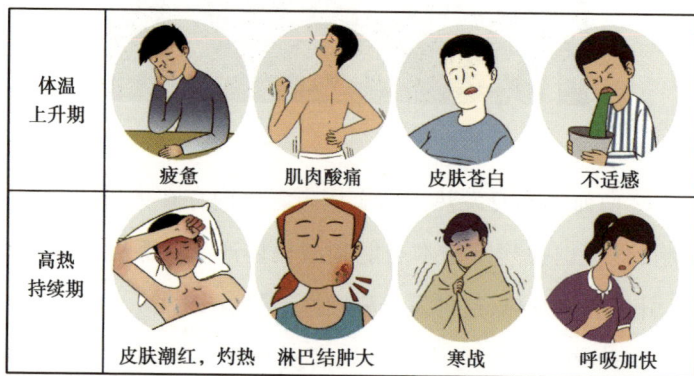

图5.14 体温上升期和高热持续期症状

5.3.4　白血病患者发热,应该如何护理?

①正确选择体温计。建议儿童和老年人优先使用正规品牌的电子体温计,成年人可选择使用水银体温计。

水银体温计破碎处理小贴士:首先应该马上开窗通风,有条件的话,可以撒一些硫黄粉在水银上方便清理。如果没有,也需要及时用棉棒或者胶带将水银珠一粒一粒地粘起来,然后装入玻璃瓶或者塑料瓶当中。瓶中提前存放一些水,这样可以防止水银蒸发。其次,应在较长时间内保持房间通风。

②病室清洁安静。室内温度一般在18~20℃,每天至少通风2次,每次30分钟,有条件可以用紫外线或空气净化机进行空气消毒或净化,及时增减衣物,注意保暖。

③加强病情观察。对于低热的患者,建议勿自行服用退烧药,以免掩盖病情的发展,需完善相关检查明确发热原因,可以通过多饮水、冰敷等方式缓解症状。高热或超高热应该及时进行降温处理,禁止酒精擦浴,可以温水擦浴,但力度不要太大。

当儿童体温在38.5℃以上时应注意高热惊厥,表现为全身或局部肌肉抽搐和意识障碍。高热患者体温骤降时,会大量出汗,造成体液大量丢失,年老体弱及心血管患者易出现血压下降、脉搏细速、四肢冰冷等虚脱或休克现象。

④基础护理。长期发热时由于唾液分泌减少,口腔黏膜干燥,同时机体抵抗力下降,极易引起口腔炎及黏膜溃疡,因

此,应加强口腔卫生,进食后漱口,必要时药物干预。在退热时大量出汗,应及时擦干汗液,更换衣服及床上用品,防止受凉。在发热期间适当休息,保证充足的睡眠,以恢复体力。

⑤补充营养及水分。补充高维生素、高蛋白、清淡易消化的食物,并及时补充足够水分,如米粥、汤类、牛奶、蔬菜水果等。

⑥心理护理。发热会给患者带来不适感及症状加重情况,会使患者处于疲乏状态,引起焦虑和不安,家属应多关心安慰患者,使患者保持心情舒畅。

白血病患者由于病程长、并发症多等,加之发热致全身不适、情绪波动较大,易对治疗失去信心。在充分熟悉掌握发热的护理后,我们可以及时减少患者的不适,并增强他们战胜疾病的决心,使患者的生活质量得到提高。

（陆军军医大学第二附属医院　兰大华,吴承萍）

5.4　出血的注意事项

出血是白血病患者常见的并发症,多表现为自发性出血或轻度受伤后出血不止。出血部位可遍及全身,常见的有牙龈出血、皮肤黏膜出血、鼻出血,还可发生关节腔、肌肉和眼底出血,严重的可能出现内脏出血,如消化道出血、泌尿道出血、女性月经过多等,甚至可发生颅内出血危及生命。

5.4.1　出血是不是"七窍流血"，最终"血尽而亡"？

七窍是指双眼、双耳、鼻子和嘴巴。这些是白血病患者比较常见的出血部位，如鼻出血、口腔出血、牙龈出血、眼底出血，正确及时处理一般不会危及生命。

5.4.2　鼻出血时应该仰头还是低头？

鼻出血是鼻腔及周围组织的血管破裂，血液向前流出鼻孔，也可向后流入口咽部，所以鼻出血的患者千万不要仰头，血液容易流入口咽部引起误吸，也会加重鼻出血的症状。正确的处理方法应该是：

①低头，压迫鼻根部；

②冷敷，或用纸巾填塞都是可以的。

如果这些方式都不能解决，及时就医由专科医生处理。白血病的患者除了要学会紧急处理鼻出血，在日常的生活中也要注意个人护理，不要用力擤鼻，以防鼻腔压力突然增大导致毛细血管破裂出血或渗血；避免用手抠鼻痂和外力撞击鼻部；防止鼻腔黏膜干燥，尤其是秋冬季节，可使用石蜡油湿润鼻腔。

5.4.3　牙龈出血应该如何护理？

除了鼻出血，牙龈出血和口腔黏膜血泡也是白血病患者常见的出血表现。如发生口腔、牙龈出血，我们在饮食方面就要特别注意,不吃油炸、带刺的、带骨头的、坚硬的食物,吃些温热且软的东西,尽量吃糊状食物,但是也不能只喝稀饭,也要注意加强营养,可以吃无刺的鱼,喝鱼汤、蔬菜水果汁、肉糜汤等。在进食的时候也要细嚼慢咽,避免口腔出血。如果发生牙龈出血,我们不建议用牙刷刷牙,忌用牙签、牙线剔牙。那不刷牙,口腔卫生怎么办呢? 牙龈出血的时候,我们可以采用含漱的方法,用盐水或者药物含漱液,漱的时候紧闭口腔,充分活动漱口液,使其反复冲洗牙缝隙及各处的食物残渣,然后再吐出。我们也可以用棉签漱口,但是动作一定要轻柔,避免损伤牙龈。科学漱口,既不会因为口臭影响患者的食欲和情绪,还可以预防可能发生的细菌感染。

5.4.4 眼睛出血会导致失明吗?

大部分眼睛出血的情况是不会导致失明的,但是可能会出现视力下降的情况,随着症状的好转而逐渐恢复。这时不要揉搓眼睛,以免加重出血,同时要保证充足睡眠,避免情绪激动、剧烈咳嗽和屏气用力等。

5.4.5 "吐血"是什么情况?

除了"七窍"出血,还有"内出血",如果我们重要脏器出血,也是会危及生命的。但是"内出血"也是可以自我观察的,比如说消化道出血。我们的消化道很长,少量的出血我们可以从大便颜色来观察,发现黑色或者柏油样大便时,可到医院做粪便的检查。当消化道大量出血时常常出现呕血和便血,这时候大便就会呈现暗红色或者血块。还有一个重要的器官就是我们的大脑,当颅内出血发生时我们会突然头痛、视力模糊、呼吸急促、喷射性呕吐,甚至昏迷,出现以上情况时应立即拨打"120",并告知最近可联系的家属,立即就医,切勿耽搁。

白血病患者出血不可怕,要注意观察患者出血的发生部位、主要表现形式、发展或者消退的情况,及时发现新的出血、重症出血及其先兆,以便做出正确判断并科学处理。在个人的护理中,要学会正确的护理方法。预防大于治疗,正确处理是关键,切勿掉以轻心。

(重庆医科大学附属永川医院　李唐菲)

5.5　肛周护理

白血病患者免疫功能受损,且放、化疗后的骨髓抑制期导致免疫力进一步下降,感染的发生率高达30%~50%。感染部位多见于呼吸道、口腔、肛周,其中肛周感染的发生率占到一半以上。即使在层流床、层流无菌病房里,也有20%的患者发生肛周感染。肛周感染是指直肠肛管组织内或其周围间隙内发生的感染,多由肛腺感染或者不注意局部卫生引起,也可继发于肛周皮肤感染、损伤、肛裂、内痔、药物注射、骶尾椎骨髓炎等。其中痔疮就是最为常见的一种,对患者正常生活造成较大影响。

5.5.1 为什么白血病患者容易发生"肛周感染"?

①因患者卧床休息时间长,化疗药物引起的胃肠道反应,止吐制酸药的作用,以及饮食结构的改变等因素,导致排便习惯改变,长时间便秘、排便困难。干硬大便与肛周黏膜接触,易使肛周黏膜受到机械性损伤。大便长期堆积,使肛周静脉回流受阻,影响肛周局部血液循环,也容易引起肛周撕裂、肿胀、疼痛。

②化疗药物对消化道黏膜有重大损伤,部分化疗药物引起腹泻或便秘等,可能损害肛门的皮肤黏膜,使细菌易通过受损的黏膜而引发感染。

③肛门处皱褶多,便后不易完全清理干净,而长期的大小便污染,且肛门周围潮湿、温度较高,利于病原微生物的生长繁殖。

④患者长期卧床,饮食不规律,蔬菜水果摄入少,喝水少易引起便秘,以及未养成定时排便的习惯,排便后未及时清洗或消毒肛周,使用粗糙的卫生纸等,从而增加感染的诱因。

⑤卫生知识的缺乏,对疾病的认识不足,加上肛周属于隐私部位,患者可能存在羞涩心理,在肛周出现异样时,未及时告知医护人员,从而忽视了早期的预防及治疗,导致肛周感染没有得到及时有效处理,从而加重病情。

5.5.2 血液病患者发生肛周感染后,日常生活中应如何护理?

加强保护性隔离,防止外源性感染。及时更换床单被套,指导患者勤换内衣裤。大小便后及时清洗肛周皮肤,保持肛周皮肤清洁干燥。在饮食上要注意饮食卫生,防止胃肠道感染,进食清淡易消化,避免辛辣、刺激性食物,且少食多餐。多吃富含维生素、粗纤维的蔬菜水果,多饮水,每天饮水不低于2000 mL(肾衰患者除外),以保持大便通畅,养成定时排便的习惯。患者化疗后身体虚弱,卧床时间长,活动减少,胃肠蠕动减慢,易导致便秘,可以对患者腹部以顺时针方向按摩来促进肠蠕动。

做好局部护理,加强坐浴。注意肛周卫生,便后轻柔擦拭肛门,不易擦干净时可换用不含酒精成分的湿纸巾。选择盆浴或蹲位时用淋浴喷头冲洗肛门,这样有利于清除肛周残留的粪便和避免反复多次擦拭而导致皮肤破损。便后坐浴可改善肛周血液循环,坐浴时间控制在5~10分钟,水温35~37℃。坐浴需注意:

①坐浴前需排空大便;

②整个臀部应浸泡于水中,动作轻柔洗涤肛周,女性月经期禁止坐浴;

③坐浴温度35~37℃;

④保暖、避风;

⑤坐浴时间最好是早上或晚上,一般以不超过15分钟为宜,预防发生体位性低血压;

⑥若局部出现炎症,可使用润肤霜、皮肤保护膜、皮肤保护粉等,有效隔离粪便,保护皮肤促进愈合。

5.5.3　什么是痔疮?

　　痔疮是肛门直肠底部与肛门黏膜的静脉丛发生曲张,进而形成的一个或多个静脉团的一种慢性疾病,包括内痔、外痔以及混合痔,是临床上最常见的肛肠疾病。痔疮在任何年龄都可发病,其中20~40岁的人较为多见,并随着年龄的增长逐渐加重。痔疮的临床表现主要有便血、肛门脱出物、疼痛等,便血是痔疮的早期表现,可出现喷发状或点滴样出血,颜色鲜红,常发生在便前或便后。肛门脱出物可出现在大便时或大便后,肛门有肿物脱出,患病较轻时排便时虽脱出,便后可自行回纳,患病较重时需用手辅助回纳。当排便不畅时,肛周痔块脱出,出现水肿及局部疼痛现象。痔疮一般分为内痔、外痔和混合痔(图5.15)。

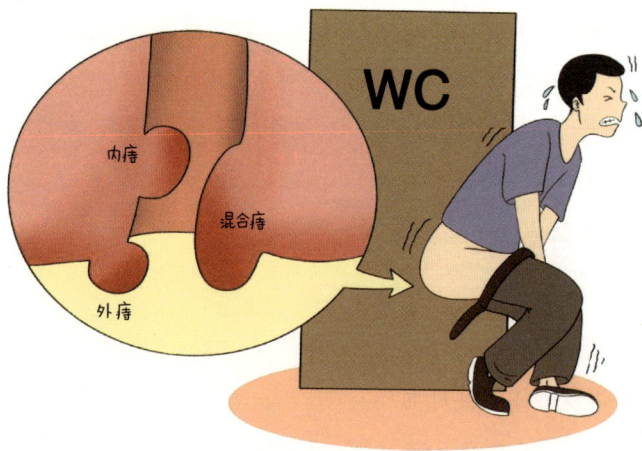

图5.15　痔疮的分类

5.5.4　得了痔疮怎么办?

避免长期坐立,每半小时起来走动一次。调节饮食习惯,少吃辛辣刺激食物,多吃蔬菜水果。改变不良排便习惯,避免久蹲、久坐,避免如厕期间"一心二用"看手机、读书而延长排便时间,避免过度用力,因为长时间处于排便姿势或过度用力,容易增加肛周局部血管压力和导致扩张瘀血。

坚持做提肛运动,每日有规律地向上提拉肛门,夹紧阴部、肛门及周围肌肉(图5.16)。吸气时,肛门收缩内提,像憋大便的感觉,呼气时自然放松3~5秒。30次为1组,大约做3分钟,每天2~3组即可。

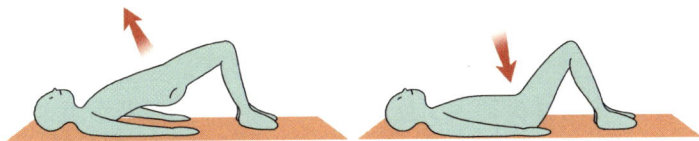

图5.16　提肛运动

白血病患者化疗后免疫力低下,极易发生肛周感染,给患者排便、睡眠、坐卧等日常生活带来极大困扰,同时延长住院时间,增加住院费用,降低患者生活质量。由于肛周特殊的位置及解剖结构,感染存在隐匿性,一旦发生极易延伸至邻近组织,最终发展为广泛的全身性感染和败血症,这将严重影响患者的治疗和预后,甚至危及患者生命。因此,关爱患者应重视"菊"部呵护,做好预防,减少痔疮的发生。

(陆军军医大学第二附属医院　陈小丽)

5.6 细胞免疫治疗急性白血病的注意事项

人为什么会患白血病呢？原因有很多，其中免疫功能异常是原因之一。我们的免疫细胞如同一群安全卫士，起到杀伤体内的肿瘤细胞和清除异物及病原菌的作用。肿瘤细胞生性狡猾、擅长伪装，能躲过免疫细胞的识别及攻击，导致其不能被清除，因此患病。目前大火的"细胞治疗"是对免疫细胞进行"装备升级"和"技能提高"，让它们具备"火眼金睛"，可快速精准识别白血病细胞表面抗原，让白血病细胞无处遁形，同时让它们具有大量扩增的技能，犹如撒豆成兵般神奇，具有无穷的"兵力"。嵌合抗原受体T细胞治疗（CAR-T细胞治疗）被认为是目前最有前景的细胞免疫治疗方式之一，为难治复发白血病患者治疗带来了新的希望。但是CAR-T细胞的强大的杀伤力（全身性炎症因子反应），也对人体产生毒副作用，如发热、感染、神经毒性等，严重的甚至可危及生命。因此需要不断总结完善对付CAR-T细胞治疗不良反应的方案，来提高CAR-T细胞治疗的成功率。

5.6.1 细胞生物治疗是怎么回事？

顾名思义，它与细胞相关，就是运用"某些特定的细胞"来治疗相关疾病（图5.17）。它包括CAR-T、CAR-NK、CAR-CIK、DC-CIK、间充质细胞、干细胞等细胞治疗。CAR-T细胞疗法被认为是目前在癌症治疗中最大的突破之一，在治疗血液恶性

150

肿瘤方面具有很大的潜力和希望。

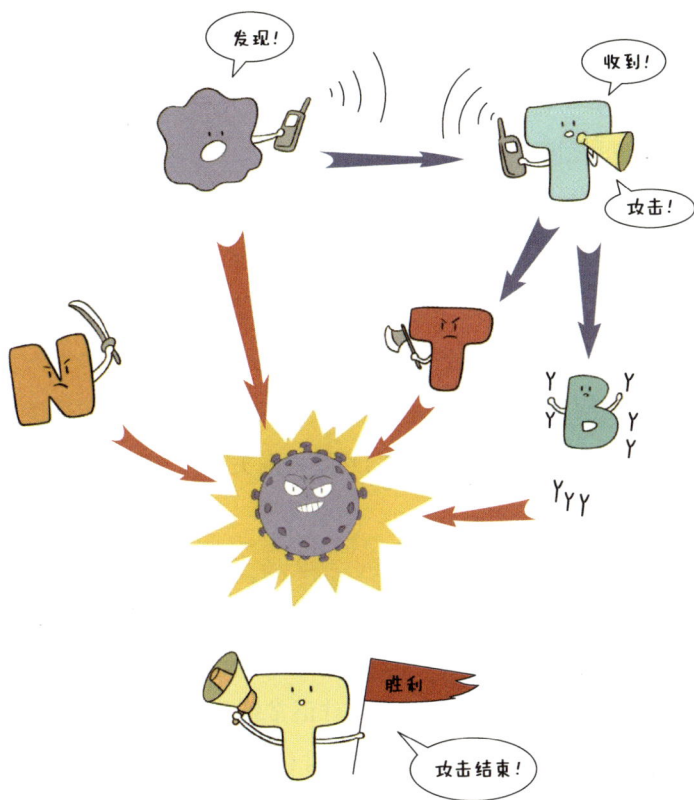

图5.17　细胞生物治疗

5.6.2　哪些患者可以接受细胞免疫治疗？CRA-T细胞治疗有没有副作用？

CAR-T细胞为生物制剂,需要严格把关适合使用的患者,

避免给不适合的或者不能耐受的患者带来伤害。目前CRA-T细胞治疗主要用于难治复发的急性白血病,而不合适该疗法的有:

①由细菌、病毒、真菌感染导致严重感染者;

②妊娠期或哺乳期妇女;

③心肺、肝肾功能出现严重障碍者等。

医生会根据患者的疾病及身体状况选择合适的治疗方案。但在治疗过程中,仍有可能发生严重感染、肿瘤溶解综合征、细胞因子释放综合征等不良反应,因此需要专职医护人员对接受CAR-T细胞治疗的患者进行规范化管理。请相信医护人员的精湛技术,接下来我们开始来闯关吧。

5.6.3 治疗过程中有哪些难关要过,都有什么样的不良反应?

第一关:CAR-T细胞输注后,杀伤大量白血病细胞的同时会产生大量的炎症因子,可能对正常细胞及组织产生误伤。这时需时刻监测患者生命体征,对CAR-T细胞及炎症因子进行监测并正确分级。及时给予糖皮质激素、白细胞介素-6受体(如托珠单抗)抵抗炎症因子,以减轻炎症因子对身体的损伤。

第二关:CAR-T细胞杀伤力太强,当大量白血病细胞在短时间内被杀伤导致肿瘤细胞崩解,会出现肿瘤溶解综合征(TLS)。这时需要碱化、水化尿液等强化支持治疗,动态监测肾功电解质、出入量等指标。紧急情况下可进行透析治疗。

第三关：在 CAR-T 细胞治疗后，患者处于骨髓抑制状态，免疫功能极低，容易出现严重感染。这时需用广谱抗生素进行抗感染治疗，同时住无菌层流病房，监测体温、血压，清洁门户。

第四关：CAR-T 细胞在体内可以长时间存在，它对含有靶点的正常免疫细胞有攻击杀伤作用，导致免疫功能低下，易出现感染。需要密切关注各种病毒、结核的再激活，及时处理新发感染。患者出院后需定期进行随访，间断输注丙种球蛋白提高免疫力，同时在家做好个人卫生、房间及物表消毒，外出做好防护，勤洗手、戴口罩，避免聚集。医生还需要监测白血病细胞的微量残留病（MRD），如果有复发苗头，需要尽早干预避免疾病复发。

5.6.4　CRA-T 细胞免疫治疗后白血病就一定治愈了吗？

不一定。虽然经历了九九八十一难，终于熬过来了，但是不同疾病状态获得的疗效存在差异。在治疗急性 B 淋巴母细胞白血病（B-ALL）时，CAR-T 细胞治疗虽能整体取得较好的疗效，但仍可能复发。CAR-T 细胞治疗对急性髓系白血病的治疗价值仍未确定。因此在 CAR-T 细胞治疗达完全缓解，有条件进行移植治疗的急性白血病患者后期可选择联合异基因造血干细胞移植治疗以提高治愈率。

细胞生物治疗是目前新兴的疗法，以激发自身免疫细胞来杀伤癌变细胞,其被认为是最具前景的肿瘤新型疗法之一,相较于传统化疗、造血干细胞移植等疗法效果显著,为急性白血病患者带来了新希望。但是CAR-T细胞治疗极具个性化,对医护人员要求极高,需要他们能准确判断治疗过程中面临的患者疾病状态,能合理调整治疗策略,在治疗策略的选择上严格把控适应证,掌握这些治疗方案毒副反应和局限性,如常见不良反应包括细胞因子释放综合征(CRS)及神经毒性。此外,对治疗过程中出现的并发症,医护人员能及时正确给予处理,以保证治疗的顺利进行。

(陆军军医大学第二附属医院　刘学)

5.7　慢性白血病的日常管理

慢性白血病这个家庭有两大成员,慢性粒细胞白血病(也称"慢性髓细胞性白血病",CML)和慢性淋巴细胞白血病(CLL),虽然"姓名"不同,但特征相似,就是慢,起病缓慢,进展缓慢,都是相对分化成熟的细胞出现恶性改变。而且治疗方式也比较相似,不是以化疗为主,而是以相应的靶向药物口服治疗。慢性白血病通过靶向治疗和化疗都不能治愈,只有进行异基因造血干细胞移植才有治愈的希望。但由于疾病进展缓慢,生存时间相对较长,尤其是慢性粒细胞白血病,目前的生存期已经接近于正常人,可以通过长期规律服药控制病情。因此慢性白血病并不可怕,它只是披着白血病的外衣,内核在靶向药的改造下,变成了可治可控的普通慢性病。但仅依靠药物远远不够,只有患者、家属、医护人员同心协力、共同管理,才能让这个冷酷的白血病"杀手"褪去冰冷外衣,彻底得到驯化。

5.7.1　为什么慢性白血病需要规范管理?

慢性白血病的患者一般在门诊口服靶向药物治疗,靶向药物效果好,而且副作用小,但其安全发挥最佳疗效的前提条件是规范管理。就像一把最好的武器,它需要最好的战士用最好的作战方法,才能发挥优势、歼灭敌人。靶向药的服用需要兼顾疗效和安全,由于治疗时间长,疗效的评估需要动态监测,药物也需要依据疗效动态调整。靶向药也会随着治疗时间的延长出现耐药的情况,若没有及时监测,容易出现疾病进展,影响患者生存。另外靶向药虽然不良反应小,但仍然存在多种不良反应,包括血液学毒性不良反应如白细胞、血小板、红细胞减少,以及各种非血液学毒性不良反应。只有定期监测、门诊随访才能及时发现不良反应并处理,以免影响患者的服药规律性和足量性,从而影响疗效和生存。

5.7.2　如何规范管理?

①选择最适合自己的药物。目前由于医疗技术的飞速发展,靶向药物也层出不穷。治疗慢性粒细胞白血病的靶向药

是酪氨酸激酶抑制剂（TKI），目前有1代伊马替尼、2代尼洛替尼、达沙替尼、3代奥瑞巴替尼、普纳替尼，每种药物都有其自身的特点，不良反应也有差异，需要结合患者年龄、身体状况、治疗目标、疾病的危险程度等进行个体化选择，例如尼洛替尼会提高血糖水平、引发过度的心脏不良反应，不适用于糖尿病和心血管病患者，也会升高肝转氨酶和胰酶，不适用于胰腺或肝脏疾病患者；达沙替尼存在胸腔积液风险，不适用于慢性肺病患者，也可能对免疫系统产生作用，对自身免疫性疾病患者应慎用。因此，药物需要专业医生根据患者的具体情况进行个体化选择。

②患者需要定期到医院检查。很多患者在口服靶向药后症状就会慢慢缓解，也能正常工作和生活，所以就常常掉以轻心，不愿意再到医院做定期检查。定期检查的目的首先是判断疗效，医生需要通过很多检查结果来判断患者吃药的真实疗效，而不仅仅通过患者的自身感受；其次是帮助患者安全用药，虽然靶向药的不良反应较少，但仍然是存在的，有的不良反应在早期只能通过医学检查发现。通过定期检查，可以早期发现不良反应，及时予以保护和处理。

③患者需要按医生要求规律服药。有些患者在口服靶向药取得良好效果后，就开始自行将药物减量或者停用，随后就出现疾病进展，造成严重后果。因此，规律、足量、按医嘱服药非常重要。

④注意药物的相互作用。靶向药需要长期口服，而在治疗过程中，患者可能合并了其他疾病需要同时服用其他药物。

而有些药物与靶向药有相互作用,会影响靶向药物的血药浓度,降低血药浓度会影响疗效,升高血药浓度可能加大不良反应。另外有些食物也会影响靶向药的浓度。因此在服药前和服药期间,需要合并用药时,需先征询医生的意见。

⑤适当运动,合理饮食。在患病后,往往会出现两个极端,一种是什么都不敢吃,觉得都是"发物",会引起肿瘤加重,觉得营养充足会加快肿瘤生长;另一种刚好相反,觉得自己是病人,要各种食补、药补。这些都是不正确的,慢性白血病患者和正常人一样健康饮食即可,另外就是某些药物和食物对靶向药物的浓度可能会有影响,建议在服用前向医生询问清楚。另外,适当运动有利于患者免疫力的恢复,建议在身体状况允许的情况下适当进行有氧运动,比如散步、快走、慢跑等。

⑥保持好的心态。目前慢性白血病已经在靶向药的治疗下取得了很好的疗效,将肿瘤变成了慢性病,患者朋友们应该保持好的心态,才能更好地去战胜病魔。

5.7.3 慢性白血病可以治愈吗? 可以停药吗?

慢性白血病目前通过靶向药和化疗药物尚不能治愈,异基因造血干细胞移植是唯一治愈的手段。但由于异基因造血干细胞移植有移植相关风险,且多数慢性白血病患者年龄偏大,故目前大部分慢性白血病患者并没有首选异基因造血干细胞移植术。

治疗慢性髓细胞性白血病(CML)首选口服TKI,现在已经有研究证实,部分疗效好的患者可以停药并能维持很好的缓解状态,实现无治疗缓解(TFR)。能够进入停药阶段需要达到基本条件,即Bcr/Abl融合基因<0.01%且持续2年以上的慢性病患者。在进入停药阶段后,有50%左右的患者会复发,这些复发的患者可以再次口服TKI进入稳定阶段,另外50%的患者能够实现长期停药。

治疗慢性淋巴细胞白血病(CLL)目前的靶向药是布鲁顿氏酪氨酸激酶(BTK)抑制剂。目前慢性淋巴细胞白血病口服BTK不主张停药,要求长期口服。也有医学家在研究停药,通过联合BTK和化疗、联合BTK和其他靶向药物,例如Bcl-2抑制剂等,实现深度缓解,从而尝试成功停药。但目前慢性淋巴细胞白血病的停药仍处于试验阶段。

(陆军军医大学第二附属医院　文钦)

5.8　造血干细胞移植的护理及注意要点

随着医疗技术的发展,白血病患者的生存得到很大的改善,有很多患者经过积极治疗可达到治愈、长期生存。其中造血干细胞移植是重要的治疗方法,甚至是治愈某些类型白血病的唯一方法。俗话说"三分治疗七分护理",那么白血病患者进行造血干细胞移植有哪些护理注意要点呢?

5.8.1 个人卫生方面需要注意哪些问题?

预处理强大的威力,在清除肿瘤细胞的同时也会抑制患者的骨髓系统及免疫系统,使其不能正常生产血细胞,患者在这段时间内白细胞计数降至非常低甚至几乎为零。此阶段的患者对各种病原体毫无还击之力,而口腔、肛周、鼻腔等与外界相通部位是病原体最容易入侵的"门户"(图5.18),因此做好个人卫生,加强"门户"护理对预防感染非常重要!

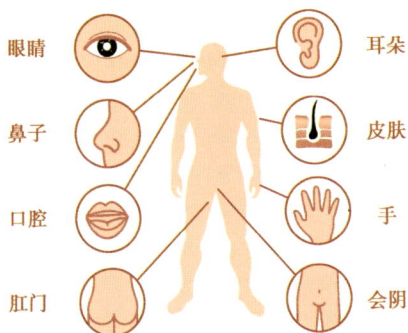

图5.18 最容易入侵的"门户"

①口腔护理。口腔黏膜上皮细胞以7~14天的速度再生,因此预处理期容易受到细胞毒性治疗的影响。化疗药物可以阻止上皮细胞的成熟,导致其再生周期的变化和细胞死亡。因此,口腔黏膜炎通常在化疗后第5~7天出现并持续7~10天。预防口腔黏膜炎应在化疗前进行,而不是化疗结束后才开始进行预防,而化疗药物输注前可口含冷藏生理盐水或冰块,通过冷疗使口腔内毛细血管收缩,进而减少细胞毒性药物对口

腔上皮细胞的毒性损伤。另外,保持口腔清洁卫生是预防口腔溃疡的主要措施,为避免移植患者牙龈出血的发生,不推荐使用软毛牙刷,漱口仍是移植舱内患者保持口腔清洁的主要方式,每日三餐前后进行鼓腮式漱口,每日晨间和睡前使用月子牙刷刷牙。

②肛周护理。肛门因其特殊的解剖结构,利于细菌的藏身,增加了护理的难度和感染的风险。保持肛周清洁、干燥、卫生是预防肛周感染的主要措施。常规温水坐浴,2次/天,月经期禁坐浴。痔疮患者在常规护理的基础上还需每日涂抹痔疮膏,必要时加用黄柏液湿敷。腹泻患者便后使用湿巾纸"点蘸式"擦拭肛门,湿巾纸因其柔软性,可减少对肛周黏膜的摩擦而引起的肛周黏膜破损,必要时使用氧化锌软膏涂抹肛周,避免失禁性皮炎的发生。便秘患者发生排便困难时勿用力排便,应立即告知护士,遵医嘱口服乳果糖等通便措施,避免因排便困难引起肛裂而带来肛周感染的风险。

除了以上一"进"一"出"两个关口的个人卫生护理外,眼睛、鼻子、耳朵等"门户"的卫生也很重要,每天可给予相应部位滴入药水以预防感染。

③手卫生。手是传播病原体感染的主要途径,应做好手卫生,切断传播途径。饭前、喝水吃药前、便后要用速干免洗手消毒液消毒双手,按七步洗手法揉搓时间至少15秒(图5.19)。手部有明显污迹时,应先用清水洗净后再消毒双手。

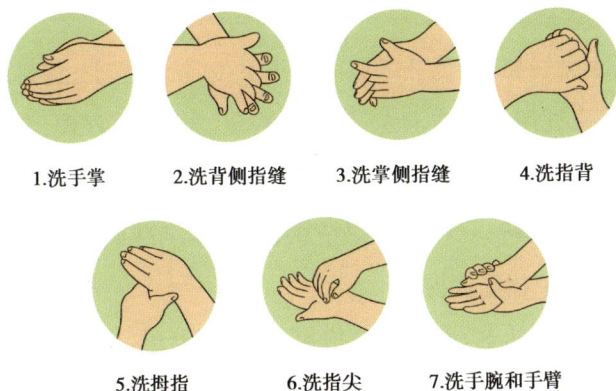

1.洗手掌　　2.洗背侧指缝　　3.洗掌侧指缝　　4.洗指背

5.洗拇指　　6.洗指尖　　7.洗手腕和手臂

图5.19　七步洗手法

④皮肤护理。皮肤作为预防感染的第一道防线屏障，做好皮肤卫生也很重要。每日温水擦拭全身1次，每周使用葡萄糖酸氯己定湿巾纸擦拭全身（湿巾可微波炉加热），定时更换、消毒衣裤。

5.8.2　移植患者饮食应该注意哪些问题？

造血干细胞移植患者饮食的基本原则是新鲜、卫生、干净、清淡、易消化。做好饮食管理需注意以下几点：

①食材的选择：高热量、高蛋白、高维生素的食物。

②蔬菜、肉类的选择：建议到大型超市、菜市场选购新鲜的食材。

③水果的选择：带皮易清洗的，如苹果、梨等，不建议食用有毛、不易清洗、皮薄易破损的水果，如桃、草莓、葡萄、樱

桃等。

④烹饪加工：烹饪之前注意手卫生，洗净双手；食材清洗干净；烹饪用具清洁卫生；尽量选择蒸、煮、炖等方式，烹饪至食材熟透，不能有血丝、蛋液；可以用姜、酱油、糖、醋等调料，尽量不用香料；烹饪食物以清淡为主，禁辛辣刺激、坚硬、油炸、腌制、凉拌等食物。

⑤其他要点：饭菜现做现食，禁隔餐食用；未及时食用的食物，暴露在外环境时间应＜2小时；食材可分袋放置冰箱储存，储存时间＜2天；禁止食用过期、变质、无法保证卫生的食物。

5.8.3　为什么要提升自我管理能力、做好个人情绪管理？

由于疾病及治疗的原因，患者抗感染能力差，须入住层流病房进行全环境保护。入住层流病房治疗期间无家属的陪护，同时还伴有相关并发症的发生，此阶段患者负面情绪比较重，所以提升患者自我管理能力非常重要。可通过阅读书籍、撰写日记、听音乐等形式排解焦虑、烦躁等负面情绪的发生。

移植无小事，细节决定成败。患者、家属、医护人员须共同努力，重视每一个细微环节，为患者移植成功保驾护航。

（陆军军医大学第二附属医院　吴芳芳）

5.9　常见心理问题科普问答

　　白血病在老百姓的心中是一种与死亡画等号的疾病，疾病的出现多多少少都会给患者的心理造成压力和打击，进而导致患者许多心理问题的出现。很多患者在被诊断白血病以后，吃不好睡不好，每天都在想生病的事，从不相信自己得病到能不能治好，对工作、家庭甚至生活还能不能继续下去都充满了担忧和恐惧，导致患者不能很好地配合治疗甚至拒绝治疗。有研究表明，对白血病患者采取适当的心理干预措施，能够有效缓解患者心理负面情绪，提高患者的生活质量和依从性。现就常常困扰患者的问题做解答，希望可以帮助患者树立起治疗疾病的信心，走出阴霾，更好地配合治疗。

5.9.1　白血病是否会被误诊？

　　大部分患者在刚诊断时都希望这个疾病被误诊，事实上这是初诊时心理上比较常见的否认心态。在目前医学条件下，白血病的诊断往往综合了骨髓的多种检查包括形态学、流式细胞术、遗传学和分子生物学等，以及排除了必要的鉴别诊断所得出的。所以，大部分患者在初诊时很少被误诊，诊断的依据和等级往往都是非常充分的。

5.9.2　是否会因装修、打疫苗、感染得白血病？

目前白血病的病因大部分不是特别清楚，只有辐射包括核辐射、电离辐射及特殊类型的病毒感染包括 EB 病毒（EBV）、人类嗜 T［淋巴］细胞病毒（HTLV）等被证明是较为明确的诱因，其余包括装修等因素很难确定它们与白血病的相关性。如今很多患者也会关心一个问题：打了新冠疫苗或感染新冠之后会不会得白血病？目前来看，打疫苗和感染新冠跟白血病之间没有直接的相关性。

5.9.3　白血病是否影响生长发育？

白血病如急性淋巴细胞白血病是儿童最常见的急性白血病类型，也是儿童最常见的肿瘤类型。目前急性淋巴细胞白血病的治疗方案，在保证疗效的同时逐渐向降低对生长发育影响的方向发展，比如原来经常使用的中枢神经系统的一些放射治疗，随着治疗方案的优化，已经基本不再使用。但有一些影响是难以完全避免的，比如在儿童或者青少年白血病的治疗过程中，有一些化学药物可能会影响激素的分泌，如调节女孩子月经激素的分泌。所以在治疗过程中，医生也会根据这些化疗药物对生长发育的影响采取一些保护措施，如保护卵巢功能、生殖力等。

5.9.4　白血病是否遗传？

从目前证据看,医生经常会谈到白血病有遗传的因素,但是白血病本身并不遗传,这两句话,需要加到一起去回答这个问题。首先,白血病有遗传的因素,因为某些基因的异常,比如胚系基因的突变可能会增加遗传方面的易感性。其次,白血病不会遗传,意思就是得了白血病之后也不会遗传给下一代。综上所述,白血病有遗传的因素,但是不会遗传给下一代。

5.9.5　白血病是否影响结婚生子？

有些患者化疗后表现为月经紊乱,包括时间、周期以及量的紊乱等。某些化疗药物如环磷酰胺会影响女性卵巢功能进而影响月经和生殖能力,但是现在有越来越多的手段去保护生殖能力,尽可能把治疗对生殖能力的伤害降到更低。所以在治疗中间可以采用一些生殖保护的方法,使得更多的患者在疾病治疗中或治疗后能够正常结婚生子,恢复正常生活。

5.9.6　患者得病后吃不好睡不好，每天都在想生病的事，家庭、社会、工作是否会受到影响？

得病之后,患者心理失落和担忧是很自然和正常的反应,但首先要对治疗有信心。随着现代医学的发展,白血病治疗的手段越来越多,目前的治疗方法有化疗药物、免疫治疗、靶向治疗和造血干细胞移植等,通过这些方法,能够使大部分患者的疾病得到控制或治愈。其次,患者担心该疾病对他们在社会、家庭和工作方面有影响,其实通过治疗,患者可以重新回到正常的社会生活和工作岗位中。最后,医生也可能通过药物的方法,比如使用抗焦虑的药物进行干预,减轻患者由于焦虑、失眠和抑郁等问题影响治疗。

白血病患者难免会出现恐惧、焦虑、悲观、绝望等心理问题,临床应积极采取相关的心理护理措施,以此来提升患者治疗的信心,鼓起勇气来对抗疾病。

(南方医科大学南方医院　周红升,

重庆市巴南区中医院　江艳)

第六章

抗"白"战记

6.1　拨开庐山真面目——骨髓检查的重要性

王大爷,男,68岁,患高血压、冠心病10余年,慢性阻塞性肺病20余年,是医院的"常客"。2020年5月23日再次因咳嗽、咳痰半月,病情加重伴喘息一周急诊入院住呼吸科(图6.1)。

"周医生啊,我又来报到啦,快把'消炎药'打上。"

"老爷子,这回可不仅是肺部感染,您的血常规有问题,需要做骨髓穿刺。"

王大爷此次入院检查血常规,发现白细胞、红细胞、血小板均减少,需完善骨髓检查以排查有无血液系统疾病。

骨髓是生产血细胞的"车间"(图6.2)。当血细胞出现异常,需要到"车间"查找原因。所以当血常规异常的时候,医生会建议完善骨髓检查。

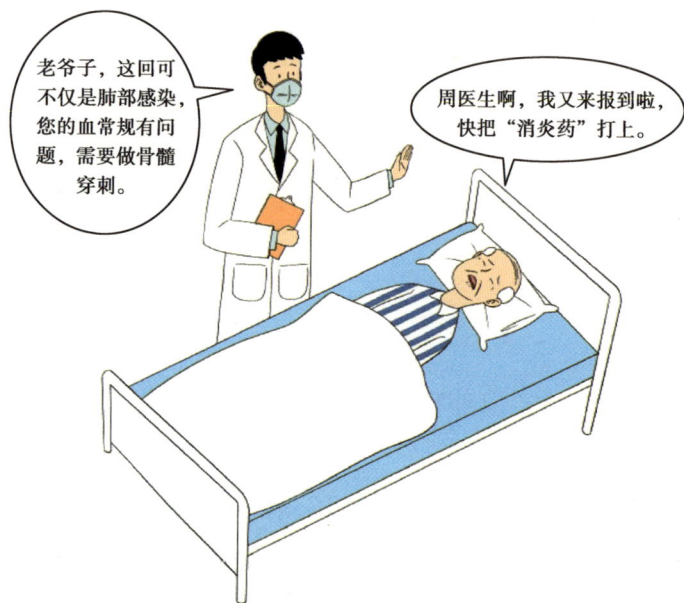

图6.1　入院

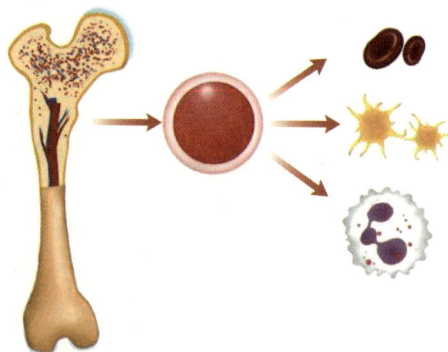

图6.2　"造血车间"骨髓

"医生,我听说白血病都是白细胞高,我是减少,应该没问题吧? 做了骨穿会变痴呆吗?"

"血液疾病很多都可以表现为白细胞减少,比如再生障碍性贫血、骨髓增生异常综合征等,甚至低增生性急性白血病也可以表现为白细胞减少。另外,骨髓穿刺除稍有局部不适外,对患者没有其他任何影响也不会引起后遗症。"

在医生和家属反复劝说下,王大爷终于同意做骨髓穿刺检查。检查结果发现有少量异常细胞,但目前不能明确诊断疾病,建议患者换部位穿刺复查。

"医生,我骨穿都做了,为什么要重新做? 穿胸骨好吓人哦,不能穿其他地方吗?"

"人的骨髓不是绝对均匀分布的,存在穿刺部位骨髓稀少的可能,特别是老年患者,可能因为穿刺部位(图6.3)增生情况影响疾病诊断,部分疾病比如再生障碍性贫血,需多部位穿刺证实才能诊断,还有部分疾病本身也会导致骨髓液稀少难以抽出,需换部位穿刺。髂后上棘穿刺部位骨髓腔大,骨髓量多,穿刺容易成功,常首先将此部位作为穿刺点。但部分患者该部位骨髓液少影响疾病诊断,胸骨穿刺部位骨髓液含量丰富,是人体骨髓造血功能最旺盛的地方,但胸骨较薄,其后方为大血管和心脏,一般在其他部位穿刺不成功或疾病诊断困难时选择。"

虽然医生反复告知王大爷换部位穿刺的必要性,但王大爷仍坚决拒绝,在咳嗽好转后办理出院。医生嘱咐家属一定要定期复查血常规,并建议血液病专科随访。

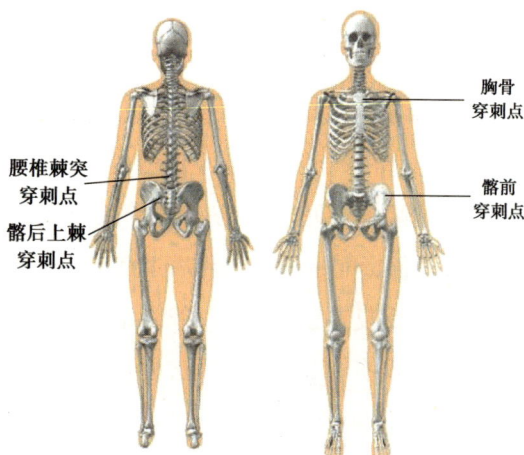

胸骨
穿刺点

腰椎棘突
穿刺点

髂后上棘
穿刺点

髂前
穿刺点

图6.3　穿刺点

　　没想到,王大爷出院不到1个月,便在家人陪同下来到医院门诊就诊。原来,出院后的王大爷发现体力逐渐下降,刚开始还能自己爬楼梯,现在走平路都觉得喘不过气,并发现双下肢长出了很多小红点。王大爷赶紧到医院检查,门诊医生复查血常规后发现红细胞、血小板较上次住院时进一步减少。于是安排了经验丰富的医生给王大爷做了胸骨穿刺检查,我们在抽取的骨髓液中发现王大爷的血细胞形态异常,并找到一群原始细胞,最后诊断为骨髓增生异常综合征EB1。

　　骨髓增生异常综合征是一组克隆性造血干细胞疾病,其特征为血细胞减少,髓系细胞一系或多系病态造血、无效造血。发病患者以老年人为主,有时会伴有骨髓纤维化。患者血常规多表现为贫血,伴有或不伴有白细胞、血小板减少。其病灶可能在骨髓不均匀分布,骨髓穿刺时受穿刺部位的影响,导致有时诊断困难,需要2次甚至多次穿刺明确诊断。如上述王大爷的情况,再次进行骨髓穿刺,尤其是胸骨穿刺,能帮助医生尽快明确诊断。骨髓增生异常综合征根据严重程度分型不同,其中EB分型会出现原始幼稚细胞并逐步增多(图6.4)。急性白血病诊断标准最重要的环节是确定原始幼稚细胞比例。所以骨髓增生异常综合征有可能转化为急性白血病,但及时诊断、规范治疗,大多数患者可缓解并延缓疾病进展,有条件的患者可进行异基因造血干细胞移植治疗。

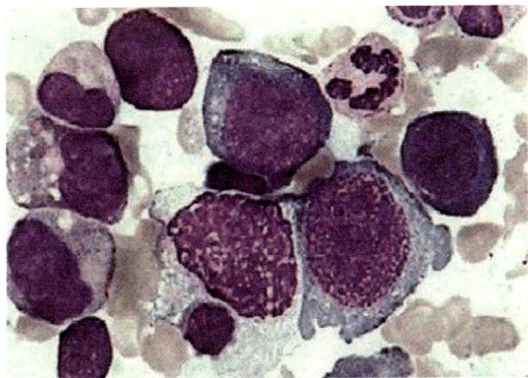

图6.4 骨髓细胞涂片检查

感染不仅是血液病常见表现,也是其他许多疾病的表现。医院绝大多数科室的患者都可能出现感染,严重的感染也可出现白细胞、血红蛋白、血小板下降,所以有时候疾病的表现会千变万化,但不管怎么变,都逃不过医生的火眼金睛,同时需要患者和家属的积极配合,寻得疾病的真相。

根据王大爷的诊断结果制订相应的治疗方案并治疗后,王大爷复查血常规正常,骨髓检查也提示疾病缓解。王大爷精神头儿十足,都能在公园遛弯了。

(陆军军医大学第二附属医院　万锴,

重庆市巴南区中医院　江艳)

6.2　科学用药,科普"扶贫"——依从性决定疗效

　　小付是一个高大阳光的帅小伙,家庭美满,工作顺利,生活幸福。2015年12月小付发现自己反复出现牙龈出血、鼻出血,浑身没有力气,并且还有逐渐加重的趋势,于是到医院检查。这一查不要紧,竟然诊断自己得了"血癌"——急性髓系白血病(图6.5)!这对小付来说是晴天霹雳,顿时觉得人生彻底崩塌了。急性髓系白血病是血液系统恶性肿瘤疾病,同时

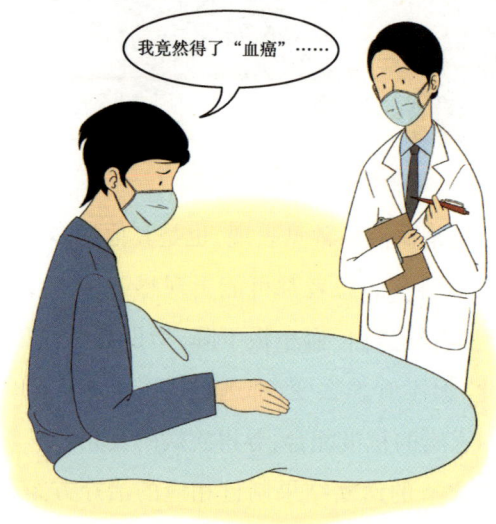

图6.5　诊断出"血癌"

也是成年人最常见的急性白血病类型,多数患者起病急、病情较重、预后凶险,如不及时治疗常可危及生命。

幸运的是,小付及时就医并得到正规的治疗,使得小付的病情很顺利地获得了缓解。可是,在化疗了两个疗程后,小付开始出现了畏难心理和侥幸心理,一方面惧怕化疗带来的副作用,另一方面觉得疾病已经缓解,在不接受化疗期间小付觉得和生病前差别不大,也许白血病已经治好了,可以吃中药调理,应该问题不大。最后小付不顾家人和医生的劝阻,中断规律治疗,拒绝化疗及异基因造血干细胞移植(图6.6)。

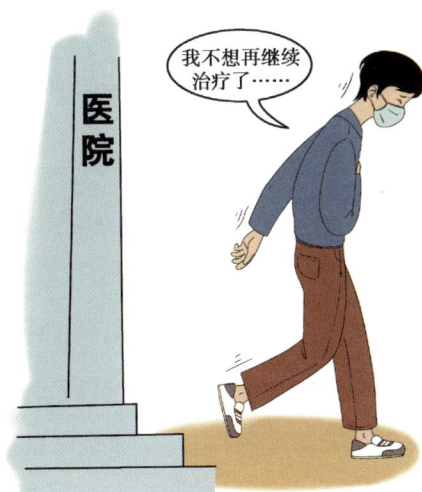

我不想再继续治疗了……

医院

图6.6 拒绝治疗

科普小知识:目前对急性白血病的治疗首先要进行诱导缓解化疗,它主要的目的就是要获得骨髓完全缓解,继而需巩固、强化化疗,尽可能清除体内残留白血病细胞,使得骨髓维持在完全缓解的状态,再桥接异基因造血干细胞移植争取治愈。在白血病没有缓解的状态下,直接进行异基因造血干细胞移植,称之为抢救性移植,它的复发率是非常高的。尽管治疗方式多样,但仍有部分通过化疗获得缓解的患者最终复发并演变为难治性白血病,导致治疗失败而死亡。若不规范治疗疾病,复发率及难治率会显著增高(图6.7)。

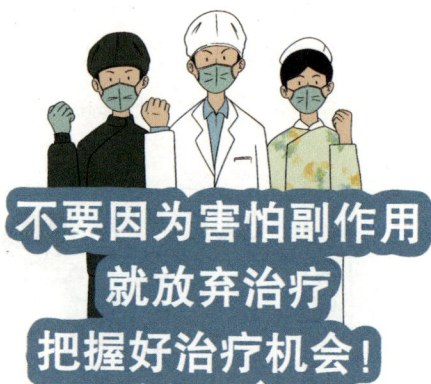

不要因为害怕副作用
就放弃治疗
把握好治疗机会!

图6.7 把握好治疗机会

意料之中的不幸还是发生了,2016年6月小付再次出现牙龈肿痛,复查血常规发现白细胞异常升高,怀着忐忑的心情到血液科门诊进行骨髓穿刺检查,果然是白血病复发。但是这一次,小付就没有之前那么幸运了,经历了3次的高强度诱导缓解化疗才终于让疾病暂时缓解,医生建议小付尽快进行异基因造血干细胞移植,才有治愈的机会。但是每次化疗后的并发症如发热、恶心、呕吐、腹泻等让小付感到恐惧,又一次没有听医生的嘱咐,放弃了治疗。

科普小知识:白血病治疗应就诊正规医院进行专科治疗,治疗方案追求个体化,也就是说要根据每位患者的具体情况(包括年龄、病情、化疗耐受性、是否有其他系统疾病、经济条件、患者和家属的意愿等)制订适合不同患者的总体治疗策略和具体治疗方案,治疗过程中酌情作相应调整。根据患者病情选择最佳的治疗方案,治疗方案或疗程的不规范均有可能导致白血病反复发作,不可盲目地选择治疗方法,更不能选择"偏方"进行治疗,不规范的治疗是诱发白血病复发的主要原因。一旦进展为复发难治性白血病,其肿瘤细胞通常对常规化疗耐药,目前尚无推荐的统一有效的治疗方案,但该类患者即使进行造血干细胞移植治疗后,大多数患者预后仍较差,5年生存率小于20%(图6.8)。

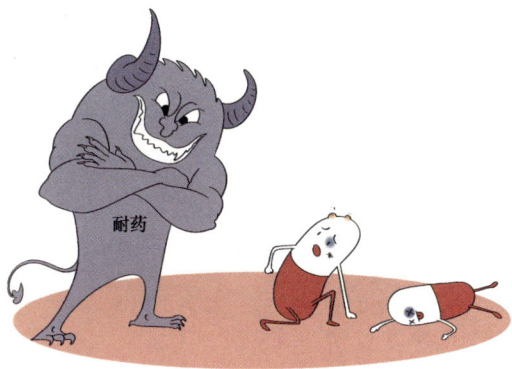

图6.8 "耐药"的危害性

很快,小付的白血病再次复发,这次复发比小付预料得更早一些,只间隔了3个月！这次小付终于意识到,听医生的话、规律且正规地治疗是非常必要的。再次返院的小付遵从医生的吩咐定期化疗,很幸运的是,患者在两次复发后疾病再次得到缓解,并且小付和哥哥还成功配型,在达到移植条件后顺利进行了异基因造血干细胞移植。目前已经移植后随访4年多,白血病控制非常好!

随着医疗水平的飞速发展,白血病已经不再是不可战胜的恶魔了(图6.9)。治疗白血病的办法越来越多,比如放化疗、靶向治疗、免疫治疗等,呼吁广大白血病患者和家属朋友不要被疾病及其治疗相关副作用吓倒,要相信医学、相信医生,积极治疗,创造生命的奇迹!

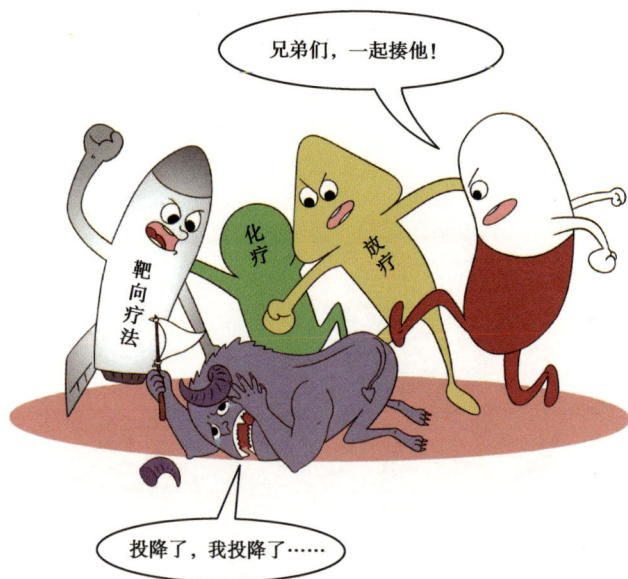

图6.9 战胜"血癌"

(陆军军医大学第二附属医院 马影影)

6.3　曲折求医路,暮霭一线光——不要惧怕化疗,正确对待中医

　　小王来自山清水秀的黔东南,那里好山好水好空气,从小身体倍儿棒,吃嘛嘛香。

　　从未想过有一天上天会无情将"健康"夺走,并且是以一种如此粗暴的方式。2019年2月,即将迎来15岁生日的小王,和往常一样上着体育课,突然眼前一黑昏倒在地,随即被老师和同学紧急送往医院。入院后立即安排了抽血、骨髓穿刺等一系列检查,很快就有了初步的诊断。

　　小王透过虚掩的门缝瞥见父母神色凝重,隐约听见医生正在讲"淋巴""白血病"(图6.10),既震惊又难过:"天呐,明明没有韩剧女主的命,为什么要让我得上韩剧女主的病?!"

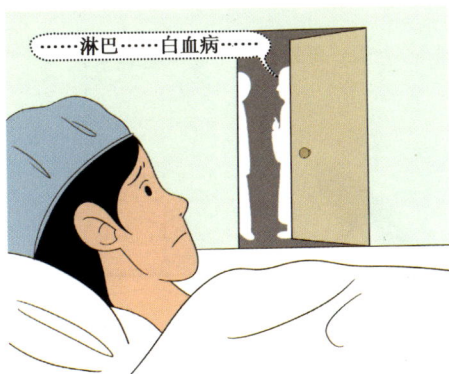

图6.10　生病的小王

　　来不及多想,化疗顺理成章地开始了,随之而来的恶心、

呕吐、全身无力、反复发热、脱发等令小王几近崩溃，一度想要放弃（图6.11）。

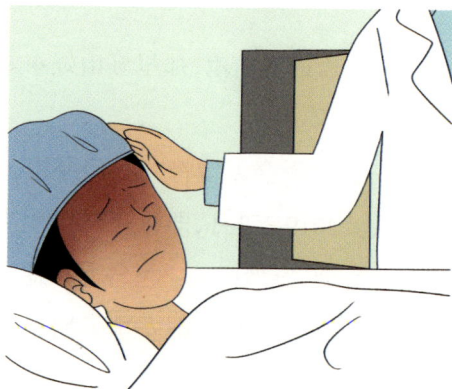

图6.11　治疗期的小王

但在医护人员专业及用心的处理下，小王的并发症很快得到了控制，随着身体的恢复，病情也完全缓解（图6.12）。

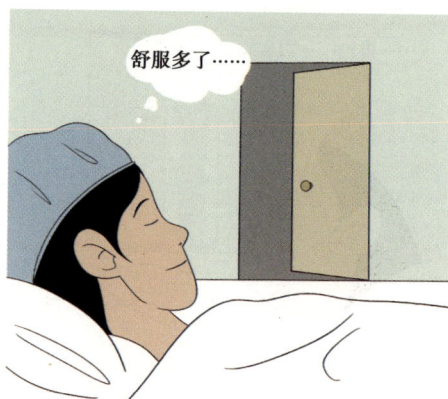

图6.12　病情得到控制的小王

医生有话说（关于化疗）：大多数人对化疗的固有印象是

副作用大、生不如死，癌症不可怕，化疗才可怕！但其实化疗并没有那么可怕。化疗仍然是目前治疗白血病的重要手段，随着医学的进步，化疗药物疗效提升的同时，其副作用也在逐渐降低，并且有更多方式能缓解副作用，并且化疗的方案是个体化的，医生会根据患者的身体状态调整药物剂量来提高安全性。患者在治疗前最重要的就是与医生详细沟通，了解在治疗期间可能发生的各种情况、事先拟定对策，以降低因不了解化疗而产生的恐惧与焦虑。

回家后的小王，却开心不起来，因为家里为她后续的治疗争吵起来。

年迈的外婆："化疗干啥子！要我孙儿的命吗？原来我们隔壁村的老李得了肺癌，化疗后人没了！张婆婆家的大儿子也是说得了啥子癌，找的隔壁村老中医，听说都活好多年了！"

母亲："我可怜的女儿啊，头发都掉了，要不试试中药吧！"

父亲："中药要不要得哟，治病还是去正规医院，你看咱们闺女这不好好回家了吗！"

母亲："可是西医要做好几次化疗，还要做移植，花钱又受罪，我们去抓几副药试试吧。"

于是，小王没有按照医生的嘱咐定期返院治疗，开始了中药治疗。可是不到2个月的时间小王的白细胞开始迅速升高，与此同时血小板像火箭发射的尾迹般向反方向坠落。在父亲的坚持下，再次返院治疗。很幸运，她是复发后再次通过诱导治疗获得完全缓解的那大约30%幸运儿中的一员。在规律的巩固化疗后，小王接受了异基因造血干细胞移植。2023

年,小王重返校园。

医生有话说(关于中药):目前,单纯靠中药还不能治愈白血病。中药可改善部分患者盗汗、乏力等症状,调和阴阳,促进机体恢复(图6.13),改善患者化疗产生的副作用及提高机体免疫力,可尝试在化疗间歇期辅以中药调理。但需患者前往正规中医院治疗,不能随意听信"民间神医",同时在用药过程中需要监测肝肾功能,中药并非"完全没有副作用"。

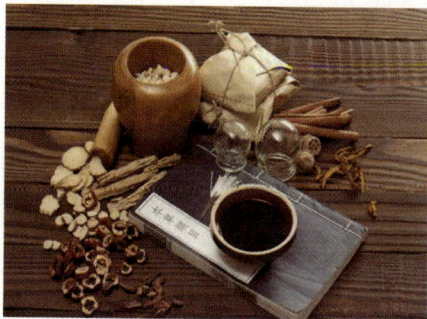

图6.13 中药辅助

写到最后,也许生活很残酷,但只要黑暗中仍有一丝光亮,仍然值得沿着正确的方向百倍努力。谁都可能成为那个幸运儿。

(陆军军医大学第二附属医院 陈果)

6.4 患者、家人、医生携手攻坚,坚持就是胜利

小海是一名人民警察,保卫人民生命财产安全,而2014

年一场保卫自我生命的战斗打响！2014年10月小海突发腹痛腹泻、头昏,到医院就诊完善骨髓检查后明确诊断急性髓系白血病M5。

6.4.1 冲锋战——化疗

2014年10月小海开始化疗,治疗期间出现反复高热伴血便。考虑到小海出现严重并发症"肠道感染、消化道出血"(图6.14),在医生的专业治疗及小海母亲的精心照顾下,小海坚强地挺过诱导、巩固化疗期,疾病得到完全缓解。

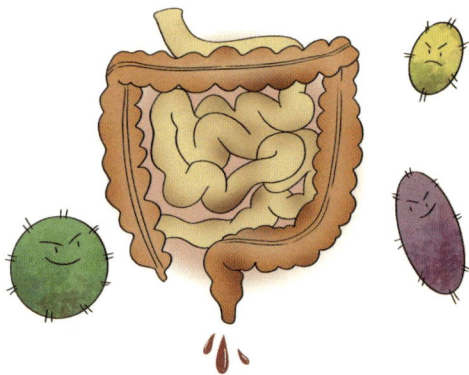

图6.14 并发症

小海回忆:"当时也不懂,但是医生说有治愈的机会。不管怎么说能治愈就是有希望,虽然当时疾病带来的痛苦折磨着我,但是听到可以治愈,这就是给我的一针强心剂,是我活下去的坚定信念。"

6.4.2 反攻阶段——异基因造血干细胞移植

在诱导巩固化疗后，经医生评估建议进行异基因造血干细胞移植，幸运的是小海与其姐姐配型成功。移植期间小海的母亲给予了小海最大的支持，陪着他度过了在仓里难熬的每一天，坚强地挺过高强度的预处理带来的剧烈呕吐、反复发热、口腔黏膜破损不能进食等一道道难关，最终移植成功。

小海回忆："移植过程比较坎坷，可以说移植后的所有疑难杂症都被我遇到了，同一批进移植仓的病友都出仓了，只有我恢复缓慢，比别人多用了一倍的时间才出仓。当时就是一种'不甘心'的心气鼓舞自己坚持下去，自己还有很多事没有完成，世上还有那么多的风景没有去看看，那么多美食没有吃过，还要与自己相爱的人携手共度一生。所以我不断告诫自己一定要坚持！"

6.4.3 防御阶段——移植后定期随访

可是在移植后5个月，就在小海觉得已经结束战斗时，出现了闷油、食欲下降伴恶心呕吐的症状。医生完善相关检查后确定是因为肝脏的"排异"导致，予以加用抗排异药物。在反复调整药物及剂量后病情终于得到了控制，小海终于可以正常进食。可是好景不长，因为长时间使用免疫抑制剂，小海出现巨细胞病毒感染、肺部真菌感染，伴有反复血尿、呼吸困难等症状。小海有了放弃的念头,不愿意配合治疗,甚至有了"轻生"的念头,但小海的母亲始终不放弃。在医生和小海母亲坚持不懈地鼓励和精心照顾下,小海终于坚定了信念,配合医生和家人,挺过了痛苦难熬的插尿管、无创呼吸机等治疗。最终,小海取得了最终的胜利,战胜了病魔。现在已经是移植后7年,小海已经重返岗位,继续保卫人民的安全。

医生有话说:感染和移植物抗宿主病(GVHD)是移植后主要的并发症。移植物中的淋巴细胞对宿主靶器官造成免疫损害,产生的病变叫移植物抗宿主病(GVHD),通常又称"排异"。最常见的受累器官为皮肤黏膜、肝脏、肠道,常用治疗方式是加强免疫抑制。这些药物可以抑制免疫系统、减轻对各器官的损害,但也增加了发生感染的概率。感染是导致移植相关死亡的最常见并发症之一,移植后细胞免疫水平的恢复需要6~24个月时间,因此移植后易发生各种感染。

小海回忆:"移植后才是真正的挑战!最初以为坚持到移植一切就结束了,没想到移植后各种情况频出,我的心境发生变化了,不再保持乐观,有了想放弃的念头。家人的陪伴和鼓励给了我坚持下去的勇气,在妈妈爱的呼唤中我恢复了理智。妈妈说得最多的一句话就是坚持就是胜利,是的,坚持就是胜利。在初进医院的时候,医生就告诉我,这个病不可怕,是可以治愈的。但是在治疗过程中,需要医生、患者、家属这三方的全力配合。是的,现在都记忆犹新,我也很庆幸一直坚定地执行着这样的医嘱,这也是我能够最终康复的一个重要原因。"

　　小海写给病友的话:"终于等到了出院,医生告诉我一定要定期门诊随访监测疾病情况。我当时在医院附近一住就是两年,为的就是坚持按时检查、及时发现异常,通过医生的及时干预解决问题,我很庆幸自己坚持了下来。当时有的病友出院后就觉得检查麻烦,不按时检查,不按时吃药,去信一些游医土方,最后耽误了病情,导致不能逆转。所以再次嘱咐各位病友要按医嘱执行,要相信科学,相信团队的力量。其实还有很多话想说,但是千言万语汇成一句话,希望各位病友早日康复,恢复正常的生活,享受这美好的人生!"

　　医生有话说:白血病患者绝不是孤军奋战!家人的陪伴和鼓励永远是患者力量的源泉和坚强后盾!

(陆军军医大学第二附属医院　谭栩)